医者が仏教に出遇ったら

If a Doctor were to Encounter Buddhism.

田畑　正久

Masahisa Tabata

医者が仏教に出遇ったら

田畑正久

はじめに―仏教との出遇い―

私は昭和二十四年、大分県の農家に生まれました。高校を出て運よく九州大学に入学できましたが、大学一回生のときに両親が交通事故で同時に亡くなりました。しかし、浄土真宗のお念仏をいただいたお祖母さんに育てられた、伯父さん伯母さんが、後に残った兄弟四人を温かく育ててくれました。

大学三回生のとき、今度は「学園紛争」という日本中の大学が騒然とする時代がありました。それで五月から十月までは大学の授業がありませんでした。つまり、いろいろなことを否応なしに考えざるを得ない状況で学生生活を過ごしたわけです。

そして大学四回生のときです。九州大学には仏教青年会という会がありまして、学生が二十人ほど生活できる寮がありました。私は剣道をしておりまして、剣道部の同級生がたまたまその寮に入っていたので、遊びに行くと非常に楽しそうなのです。

仏教青年会は、無医地区の巡回診療などのボランティア活動をしておりまして、その活動を手伝う学生は寮の部屋代がタダなのです。だから食事代だけで生活ができるというわけです。

私は仏教に惹かれたわけではなく〝部屋代がタダ〟に惹かれて仏教青年会に入りました。

仏教青年会に入って二年目、学生の世話係の総務という役割がまわってきました。仏教青年会を代表して挨拶《あいさつ》をしてほしいと言われる機会もありましたが、私は「仏教なんかなくても生きていける」と思っておりましたので、非常にとまどいを覚えておりました。たまたまあるとき新聞を見ていましたら、福岡教育大学仏教研究会の催し物があるという案内が載っていました。私は新聞社に連絡先をたずねて好奇心からその研究会に行ってみました。

そこで、細川巌《ほそかわいわお》という先生に出会いました。この先生は化学の教授をされていましたが、ご自宅で仏教のお話を学生さんや一般向けにされていました。そのときが私にとって、初めて仏教（浄土教）の話をじっくりと聞くという機会だったのですが、非常に興味深いたとえ話がありました。

先生は、私たちは卵の殻の中にいるような存在なのだとおっしゃったのです。殻というのは「私が」「私が」という自己中心の思いだそうです。その殻の中にいる私は「どうしたらしあわせになれるだろうか」と考える。そうするとやはりみんなから「善い人間だと思われたい、悪い人間だとは思われたくない」、できることなら「損をしたくない、得になることを心がけよう」、もっと言えば「勝ち組の方に入りたい、負け組の方に入りたくない」、そういう善悪、損得、勝ち負けを考えながら一生懸命生きている。しかし、そういうことに振り回されながら結局は卵は腐って死んでしまう、それが私たちの人生だというわけです。

しかし、卵は死ぬために生まれてきたのかというと決してそうではないと、お話は続きました。卵は親鳥に抱かれて親鳥から熱を受ける。熱というのは仏教で言うならば「教え」であり、教えを受けていくと卵の黄身の部分がだんだん成長し、ものを見る目、考える頭、食べる嘴《くちばし》、羽ばたく羽《はね》、人生を歩む足が出てきて、やがて時機熟して〝ひよこ〟になる。こうしてひよこになることを禅宗では「悟り」といい、浄土教では「信心をいただく」ということだとおっしゃいました。

ひよこになって初めて自分が殻の中にいたことに気づく、と同時に大きな仏教の世界があるということに気づく。そして、ひよこになったものは大きな光のもとで親鳥になっていくという歩みをしていく、これを仏になるという……こういうたとえ話でした。

私自身のそれまでの二十年間の歩みを振り返ったときに、本当に先生が言われるように善悪、損得、勝ち負けに振り回されていたと思いました。お話の後の質疑応答の時間に、私は「先生、その大きな世界に出てみたいんですけど」と質問をしたのです。そしたら先生は、「毎月一回この会をしていますから、一年続けてみませんか」とお答えになりました。

それから一年続けました。一年間続けた頃、先生に一年間の感想と、今後のことをちょっと相談したら、「そうですね、田畑さん、三年続けたらわかりますよ」とこう言われたのです。それから三年続けたのですけども、三年も続けないうちにわかったことがありました。それは、仏教というのは一生聞いていく教えなのだということです。それで今日まで四十数年、仏教の学びをさせていただいております。

目　次

第二章　老病死とともに

第五章　今を生きる

第一章　医者が仏教に出遇ったら

存在の満足

脊髄損傷で首から下のまひという障がいのある星野富弘《ほしのとみひろ》さんの詩に「いのちが一番大切だと思っていたころ　生きるのが苦しかった　いのちより大切なものがあると知った日　生きているのが嬉しかった」というものがあります。

失意の中でキリスト教との縁があり、教えによって生きる力をいただいている方です。詩の中で「生きる」から「生きている」という、表現の変化が見られます。現実を受容して、生かされていることの意味に目覚め、精いっぱい生きているさまがうかがえます。

「今、ここに生きている」ということは、誰もが認める事実です。人間として生きている、その上でいかに生きるかが多くの人の関心事です。そして生きることの目標は、誰からも教えてもらわなくとも、「しあわせ」であるとアリストテレスが指摘しています。

しあわせを感じている人は、今、ここで生きていることに充足しているのです。自分の周囲の事象や現実を受容して、「私は私でよかった」とよろこびを表現します。郷土の先人で思想家の三浦梅園《みうらばいえん》（一七二三―一七八九）はそのよろこびを中国の書籍から引用して「人生恨むことなかれ　人知るなきを　幽谷深山《ゆうこくしんざん》　華自ずから紅なり」と書で残されています。与えられた境遇を受け取り、精いっぱい、完全燃焼して生きているさまを「華自ずから紅なり」と示されています。

深い思索の跡が書物として残され、現代でも研究されて、時代を超えた評価を得ている梅園といえども、個人の生活においては決して順風満帆の人生ではなかったようです。しかし、その詩に自分の生き方と重ね合わせ、共感されたのでしょう。

豊後《ぶんご》の地に生をうけ、与えられた時代性、社会性を安んじて受容して、精いっぱい生き切った、成熟した人格としての「足るを知る世界」を生きておられたであろうと、書より感じ取ることができたのです。

我愛と我見

「我愛《があい》」というのは心の汚れです。いわゆるエゴイズム、利己心、自分の利益しか考えない心です。ある人が奥さんから、「今度の出張は車で行くと数時間かかるので、車で行かずに電車で行ってよ。事故に遭うと困るから」と言われ、自分の事を考えて愛してくれているのだ、と思っていたら、「あなたが死んだら、私が困るわ」と言われたといいます。相手のことを思ってはいるが、回り回って私のことが一番大事なのです。

医療の現場で親の延命治療を希望している人の話をよく聞いてみると、「親が生きていることが、子どもの私には嬉しいことです」とおっしゃるものの、見方を変えると、苦しい、意識がない、治療のために拘束されている等々、親の状態はお構いなしのようで、「それは親を思ってのことですか、子どものあなたの気持ちを尊重するためですか」と聞きたくなることがあります。

「自分たちの生活がありますから、介護の必要な親を看ることはできません」「病気（老化現象と病気の区別は難しい）だから、病院が看てくれるのが当然でしょう」と、自分たちがお世話しない、その後ろめたさを補うように、病院には、当然してくれるべきだと、自分たちが理想とする独り善がりの対応を強く求めてくることがあります。これらはまさしく「我愛」と「我見《がけん》」が結びついた結果なのです。

種々の理想主義を主張する人が、皆に平等に、公正にと強く主張しながら、自分に対しては甘く、他に対しては厳しい姿勢を取ることがあります。「我愛」というものは、心の強い汚れというよりは、人間の本質であるということでしょう。

傍観者の批判

科学技術の進歩の中で、医学も病気をより細やかに正確に把握できるよう、専門化、細分化していろいろな診療科目が出てきました。細分化した診療科目の再統合をすることで人間全体を把握できるはずだと考えて発展してきたのですが、現実は思い通りに再統合することの困難さに多くの医療関係者が気づいたようです。

客観的な事実に基づいた医療をしようとする流れで、専門の医師が診察した結果を集めて人間全体を正確に把握しようとしても難しいということが明らかになってきたのです。患者の気持ちや病気観、人生観、そして生活の全体を見ることがおろそかになっていたのでした。

近年の日本の医師の卒後教育の改革は人間全体を幅広く診察できる医師を養成しようと始まりましたが、かなり、産みの苦しみを経験したようです。制度変更のためのひずみの現象が医療崩壊などの引き金になったと批判する人は多いのですが、傍観者的な発言が多く、批判の域にとどまっていて、どうすれば良いという意見を言う人は少ないのです。

結果を見て、あれが、これが悪かった、と勝手なことを言う傍観者は自分が問われない、責められないから楽なのです。批判精神は非常に大事ですが、「自分が透明人間のような立場で批判ばかりしている」ことになってはいないでしょうか。全体を見ているようだけど、自分が除かれているがために、全体になっていない、という過ちを犯しているのです。そこを仏教は「全体が見えてないから無《む》明《みょう》」だと指摘するのです。

死を見ること

先日、まだ暗い早朝に勤務先の病院から呼び出しがあり、急いで身支度を整えて病院へ行きました。用事を済ませて外に出ると、ほんのりと明るくなっていました。いつもの通勤道を車で帰りながら見えたのは、いつもの時間帯とは違う風景でした。早朝から散歩をしている人、通勤か通学で駅に向かう人……よく知っているつもりの風景が、ときによって、まったく違うことに驚きました。

われわれは自分で見たものは、しっかり自分で見たと自信を持ちます。見たことの積み重ねによって、「物事を知っている」と考えてしまいます。住み慣れた家の周囲の風景を知っているつもりでも、時間帯が異なった風景や夜行性のタヌキなどが行動している世界は知らないのです。物事を客観的に見て、間違いなく判断していこうというのがわれわれの思考方法です。しかし、物事を十分に見ているつもりでも、ある一面だけのことで、全体像が見えていない可能性もあるということです。

「老病死」に関しても、「老病」という事柄は自分で経験し、客観的に見るということも可能だと思われます。しかし、死だけはそういかないのです。他人の死を見ることは医療関係者にはよくあることですが、それは肉体の死であって意識がどうなっていくのかを見ることはできません。まして経験することは誰にもできないことです。

それなのに死についての独断と偏見があまりにも世俗では横行して、人々を迷わせています。

死ということについての思考をするのが哲学、宗教です。独断と偏見に惑わされないよう、先人の思索を学び、参考にしながら一人ひとりが考えることが大切です。

世俗の物差しでは

ある六十歳代後半の知人と久しぶりに会って、お茶を飲みながら話がはずみました。定年後は畑仕事を楽しみながら、悠々自適の夫婦二人暮らしをしているそうです。話の中で、最近体重が減ってきたのでどこか悪いのではないかと心配になり、種々の医療機関を受診し、最後に診てもらった市民病院の医師から、複数の医療機関を受診してきたことを「医療費の無駄遣い」と暗に揶揄《やゆ》された、とこぼしました。

結局、診察や検査で体重が減った原因はわからなかったそうです。私の目からは、今まで肥満傾向にあったのがちょうど適正な体重になったように思われるのですが……。揶揄されたと感じるのは、医療関係者の説明不足があったのかもしれません。

経験豊富な内科の医師から、「医療事故、医療過誤に遭わないためには、七十歳を超えたらあまり病院へ行かない方がいいですよ、と健康教室で語っている」と教えてもらったことが印象に残っていたので、私は「あまり取り越し苦労をせず、病気になったときは、そのときで対応するぐらいの鷹揚《おうよう》さが大事ではないのかな」と話しました。

すると、知人は「何かあって病院へ行って、手遅れだったら損ですからね」と言ったのです。

老病死を考えるとき、われわれはつい小賢しく、損得、勝ち負け、善悪の判断基準を当てはめがちです。しかし、日々接する高齢者の方々が、他人より長生きして得になった、勝った、とよろこんでいるようにはどうも思われません（内心はそう思っている方もいるかもしれませんが）。

人生の全体を考えたとき、損得、勝ち負け、善悪といった世俗の物差しは、決して普遍性のある判断基準ではなさそうです。

生きることの質

もし重い病にかかっていることが判明したとします。医師から「病院へ入院したら不自由な生活になるかもしれないが、一年生きられます。もし自宅で普段の生活をするならば四カ月ぐらいしか生きられません」と言われたら、どちらを選ぶでしょうか。「命の尊厳」を大事にする立場なら、入院して一年間を選ぶでしょう。私自身が選ぶとすると、普段生活の四カ月を選ぶ可能性があります。その理由は「生活の質」を考えるからです。

生命の尊厳、命の尊さを大事にする医療の世界や世間の建前からすると「命の尊さ」を損なうようなことは厳しい批判を受けることになるでしょう。宗教をほとんど抜きにした日本の医療文化は「生命の尊厳」を大事にします。世間の建前も「生命の尊厳」を尊重します。それに対しては、誰も表だって反対することはできないでしょう。しかし、自分自身の課題として考えた場合、「生活の質」を尊重することになるのではないでしょうか。

確かに医療関係者も「生活の質」を課題として、患者さんの快適度、満足度を上げるために療養環境、種々のサービスに配慮するように努めています。

仏教が大事にするのは心の内面の質や深さです。「生きることの質」は世俗の満足度や快適性にすぐに結びつかないものですから、仏教は世間離れしていると受け取られたりするのでしょう。しかし、老病死の課題に関しては、世間的尺度では間に合わなくなるのです。老病死の課題に取り組んだ長年の思索、熟考の蓄積が仏教にはあるのです。

アンチエイジング

意識をつかさどっている場所は脳と考えられています。その脳の意識は物事を思い通りにしたいという欲、意欲を持っています。しかし、現実の生活では思い通りにいったり、いかなかったりということになります。思い通りにいかないものの代表が「老病死」です。いつまでも健康で若くありたいと思いますが、時間の経過は年齢を増すほど速くなるという実感があります。

老いを止めることはできないはずなのですが、最近は「アンチエイジング」ということを研究する人たちが出てきています。日本語で言えば「抗老化」「抗加齢」と訳するようです。それは「時計の針を止めること」ではなく、「針の進みを少し遅らせようとすること」です。しかし、「長生きはしたいが年はとりたくない」という矛盾することをめざしているのです。

時間の経過とともに加齢現象が起こることを自然なこととして受け取ることができれば楽なのでしょうが、あたかも「老病死」はあってはならないことだと思ってしまっているのです。そして、ささやかな幸福をめざして、種々の自分の思いにかなったもの、好ましいものを集めてしあわせに暮らそうとしていきます。そこで老病死の事実をできるだけ先送りするか、見えないようにするか、見ないようにするのです。

医療の中では、「抗老化」として動脈硬化の予防の治療がなされています。メタボリック症候群といわれる状態が保健関係者の大きな課題になっていて、「高血圧」「高脂血症」「高血糖」のうち二つがあると「内臓脂肪型肥満」と医学的に定義されて、動脈硬化になりやすい体質だと言われます。

その予防のために生活習慣の改善などの指導が行われ、改善が無理ならば薬物による治療となりますが、薬物による副作用として認知症になる傾向が見られたなどの報告が欧米の専門雑誌に出てきたりしていて、医学関係者に悩ましい問題を提起しています。

健康診断の判断基準

九十歳を過ぎ、メタボリック症候群の健診を受けて脂質異常を指摘された私の伯父が医療相談に来たときはビックリしました。伯父には「九十歳を過ぎている状況で自覚症状の異常がなければ、もう健康診断とか受けない方がいいよ」と本音のアドバイスをしました。

まじめな伯父は健診受診の勧めに素直に従ったのでしょう。生活習慣病（高血圧や糖尿病など）の健診で、脂質異常や糖尿病の診断基準が一段と厳しくなって、異常を指摘されて再検査や相談に来られる方が多いのです。病や健康をどう受け取るかは、その人の病気観・人生観にかかわる課題です。相談に来られた人には、じっくりと話をうかがって結果や病気の説明を納得していただけるまでするよう心がけています。ときには仏教の考え方も交えながらです。

健診では、検査項目を増やしていけばいくほど、「異常」と判断される確率は上昇します。すべての検査項目で正常値をめざすのは、学校でのテストで百点満点をめざすのと同じです。あまりにも正常値や異常なしにとらわれる人には、「今までの人生の出来事で、すべてに百点満点を取ってこられたのですか」と皮肉を言いたくなることがあります。

健診の判断基準は、正常値のほかに、発病率や病気による死亡率から勘案した好ましい検査値を基準値にするという仕方もあります。最近、コレステロールの基準値の判断が、研究者や個々の関係学会が作るガイドラインによって違いが出てきており、医療関係者の間で摩擦を起こしています。何を基準に判断するかは、医療関係者にとっても悩ましい課題です。

「老衰」という死亡診断書

医師の情報交換の場で、「八十歳を超えて次第に体の調子が悪くなり、食事も進まなくなり寝たきりになって死亡していく患者に『老衰』という死亡診断書を書くことがありますか」という問題提起がありました。

興味深かったのは、「地域医療に携わっていたころ、八十歳を超えて自宅で亡くなる人の半分以上には『老衰』という診断をつけていた。ところが都会の大きな病院に移ってから、同じような患者に『老衰』という診断を書いていたら、他の医師から根拠を示せと批判されるようになり、『不詳』と書くことが多くなりました」という記述です。そしてつけ加えるように、「老衰」という診断が書けるような地域医療に早く戻りたいと思っています、とありました。

すると、設備の整った病院の勤務医が、九十歳を超えた人が加齢現象で体調の悪いところに脳梗塞も加わり、寝たきり状態になって次第に弱っていき、病院で死亡したという症例を紹介されました。その場合に死亡診断書に「不詳」と書いたところ、病気の診断がつかずに、なおかつ病院で死亡したということは「医療ミスか医療過誤ではないか」と家族からクレームがつき、裁判になりかかった、というのです。

老衰という死亡診断書を書こうとすれば、身体のどこにも病気がないということをはっきりさせなければならないというのは、医学が一つの因（原因）から一つの果（結果）が起こるという因果律の発想に基づいているから出てくるのです。仏教では人間が死ぬ原因は「人間として生まれたこと」であり、病気は種々の「縁」の一つであると教えています。

高齢者で体力が弱り、何らかの原因で寝たきり状態になったという基礎状況があって、インフルエンザで肺炎になり亡くなったとすれば、原因は決して一つではなく、複合的な要因が重なっていると考える方が理にかなっていると思うのですが、死因は「肺炎」と書くことになるのです。

患者の意向

医療、公衆衛生などの進歩で日本は世界の先頭をきって高齢社会になっています。そんな中で、八十五歳を超える人の死亡原因の第一位が「肺炎」です。肺炎の原因の大きな要素が誤嚥《ごえん》です。七十歳前後の人の胃透視をしているとき、バリウムが肺の方に入って一部気管支造影みたいになるのに、せきなどの症状がないことに驚いたことがたびたびありましたが、加齢現象として嚥下機能が低下して誤嚥を引き起こします。加齢により体力の低下とあいまって肺炎を発症する、一時的には治療で良くなるのですが、その繰り返しの先で、死亡に至ります。

誤嚥はリハビリで少しは改善が可能ですが、一時的に先送りできても元気なときに戻すことは不可能です。肺炎予防に胃瘻経管栄養《いろうけいかんえいよう》をしても効果はないことがはっきりしてきています。

過去数十年、肺炎は日本人の死因の第四位でしたが、近年、脳卒中を抜き三位になりました。その最大の理由は人口の高齢化で、肺炎による死亡率は年齢とともに上昇してきているのです。

平成二十三年八月に発表された日本呼吸器学会の虚弱高齢者を対象とした「医

療・介護関連肺炎（NHCAP）診療ガイドライン」では、単に治癒をめざすのではなく、本人にとって何が大切かを考えて本人の意向（推測するしかできないことが多い）、家族の気持ちを考慮にいれて、苦悩を少なくすることを重点的に考えて、関係者が相談して対応すべきではないかと示されています。「肺炎は老人の友」というウィリアム・オスラー（一八四九～一九一九）の言葉が引用されて、避けることのできない病気という認識になってきました。

現在の医療文化の状況、そして今後の発展があったとしても人間の不老不死は実現できないということです。最先端の医療といえども、最終的な治癒をめざす限りは、最後は「敗北」になるということです。

科学的思考による「確率」

有名医学雑誌に掲載された文献（平成二十三年）に、脳卒中を一回発症した人の再発する率が、その人の日頃の血圧とどう関係するかという調査報告がなされています。

それによると、収縮期血圧と脳卒中再発リスクの関連を三十六カ国の施設での二・五年間の調査観察により分析評価をしています。脳卒中の再発率は、血圧が一二〇ｍｍＨｇ（単位はミリ水銀柱）以下のグループは八・〇パーセント、一二〇～一三〇のグループでは七・二パーセント、一三〇～一四〇では六・八パーセント、一四〇～一五〇では八・七パーセント、一五〇以上では一四・一パーセントであったという報告です。一番低いのが一三〇～一四〇のグループですが、決してゼロではありません。統計的には血圧は高くても低くてもリスクは増えるということです。

血圧が一三〇～一四〇のグループと一四〇～一五〇のグループで、再発率の差は約二パーセントです。二つのグループの人が各々千人いたとします。脳卒中の発症は各々のグループで年間、六十八人と八十七人ということになります。そこに十九人の差が出ています。血圧をよい状態に保つことは、患者さんにとって利点があるということがわかります。

ひるがえって全体を見渡し、高いグループの人を治療して低い血圧のグループに導くとき、再発する人数が十九人減ると予測されます。つまり、高いグループの千人が血圧を正常値に下げる努力（食事療法、運動療法、薬剤など）をしたとして、その結果、発症を免れると予想される人数は十九人です。残りの九百八十一人は治療をしたけれど結果として変わりないことが予測されます。脳卒中の再発を防ぐために高血圧症の治療を受けて、その恩恵にあずかる十九人（千人の中で）の中に入るかどうかは、実施してみないとわからないのです。

医療文化の拠りどころの科学的思考による考えは確率を考えて、良い方向へ、より良い方向へと可能性を追い求めていきますが、個人にとっては満点か零点かですから、良かった九百三十二人と悪かった六十八人という結果になるということです。

仏教はその良い、悪いのとらわれを超える道にわれわれを導こうとする教えです。どんな現実でも引き受けて生きる勇気をめぐまれる道です。

全人的医療

かつて総合病院の外科医として現役のとき、手術室で患者さんに向かうと、まさに私情を排した冷静な目で、手術をしている部分だけを見ていたと思います。人間として冷たいようですが、手術室のベッドの上の身体は、感情を排した肉体的な身体でした。

解剖的知識、病状の把握、そして外科チームの力量を考慮して適切に判断して対応していくので、そこでは必然的に客観性が尊重されるということです。ただし、病状の把握と自分たちの力量を人間が判断するところにはどうしても問題が残りますが……。

病気や病巣に対して冷静に対応するとしても、医療は病気だけでなく病がある人間を対象としています。生命に関係しない狭い局所的な病気であれば問題とならないのですが、生命に関わる病気のときは、生活・生命の質を尊重する思考まで考慮されることが求められるようになります。

そこでは、患者さんの生活環境までも考えながら対応が進められるべきであるということになります。つまり人間の「生」、すなわち「生活」、「生きること」にとって最善の道はどうあるべきか、ということが問われます。

日本の医療現場では、科学的な思考を尊重して、生活の快適さ、便利さ、気分・気持ちの良さ、までは考慮に入れられるようになってきましたが、患者の人生観・価値観は私的な課題で医療者が関わるべき事柄でない、という雰囲気が席巻しています。

医療の現場で人間の心の内面、人生観等まで関わるのは、時間的制約もあり一人の医療人には荷が重すぎるということになるでしょう。現状の医療現場は効率・能率・確率と偏った合理主義が進んで、人間性を失うような領域になってはいないでしょうか。

人間性を深く思索していった先人の哲学・宗教の智慧、仏教文化に耳を傾けることで、治療の結果のいかんを問わず、患者も医療人もともに「足るを知る」世界に導かれるのではないかと思うのです。

自然治癒力

自然の治癒力は大きな力を発揮します。しかし、一般の人々は自然治癒力より薬や医療に対する期待が大きいようです。治癒力と薬との関係については、次の事実を考えると良いと思います。

ある病気で集中治療室に入院している患者さんが、何らかの原因で血圧が下がり、医師が昇圧剤を使いはじめました、それに反応して血圧が回復して小康状態になりました。しかし、しばらくすると再び血圧が下がりはじめました。昇圧剤を増やしたり、もう少し強力な昇圧剤を使用しましたが、血圧は思ったように上がらず、次第に全身状態が悪化していきました。

こういう場合、自然の治癒力があれば、薬剤に反応して血圧が維持できるということです。体力が落ち弱まり、薬に反応しなくなり、薬を増量しても、薬剤の種類を替えても反応しなくなると、今の医学・医療ではこれ以上の対応はできません。

薬で良くなるのであれば、薬を増量したり、強力な薬剤に替えることで回復するはずです。しかし、体力、自然の治癒力が悪化して弱まると薬剤に反応しなくなります。病気が良くなるにあたっての大きな要因は、体力・治癒力なのです。

ある医療関係の有名雑誌の編集者が、病気が良くなるにあたっての、自然の治癒力がしめる割合は約八〇パーセントであり、医療の力は約二〇パーセントであろうと言っていました。病気の種類によってその割合は変化すると思いますが、長年、医療の世界で仕事をしてみて、その編集者の言ったことがうなずけるのです。

誤解を恐れずに言うならば、「良くなる病気は良くなる。良くならない病気は良くならない」ということです。良くなる病気を良くなる方へ導く責任は医療者にあるということです。良くならない病気を治癒させることに取り組むのは医学研究者の使命です。しかし、治療において治癒率はパーセントで示されるように一〇〇パーセントということはありません、医療には不確実性が常にともなうということです。

医師への「おまかせ」

医療文化の基礎となる科学の世界は「計算的な思考」の世界です。医学教育を受けてみると、人間の身体の構造や病気が起こるからくり、治療に関する技術・知識、薬剤の作用機序を学びます。専門分野の知識を学び患者さんとの対応の中で経験を積んでいくと、自然とそれなりの病気に対応する力量のある医師にはなっていくでしょう。

病気は身体の中の部分的な現象が多いので、局所の病気をさらに深く、詳しく研究して、細分化した専門領域の知識を増やし、さらに経験を積むと細分化した領域の専門医となります。

専門家と素人では知識・経験に格段の差ができます。素人の患者さんにとっては病気や治療法の説明を聞きながらも、最終的には専門家の医師にまかせるしかないでしょう。専門家であり人間的に信頼のできる存在であるだろうから、「おまかせで良い」と考えてきたのです。医師への「おまかせ」を、子どもが親にまかせることに似ているのでパターナリズム（父権主義）と表現されています。父親は自分の子どもに悪いことはしないだろうという信頼関係です。

外傷や感染症に対する対応など、確実に治癒に結びつく治療では、医師の専門的な知識で対応することに患者が意見する余地は少ないのですが、生活習慣病や生理的な加齢現象に関係する疾病に対応するとき、また根本的な治癒が期待できないような場合は、どうしても患者の人生観、価値観、病気観、死生観との調整が必要になってきます。

生きる・死ぬに関わる病気のときは、人間全体や人生全体のことを考える必要が出てきます。確かに内科・外科の医師は全身状態を考えながら病気に対処してくれています。しかし、医師の視点は身体的な全身状態（一部、精神状態の把握も含む）の状況把握・認識であって、社会生活をする全人的な人間存在としての患者の人生全体を考慮した状況の把握まで広がることは難しいと思われます。

潜在意識の領域

医療の世界では、「医師が手当てをして診察するのは、病気ではなく病人である」といわれます。しかし、患者によっては病気だけ診てくれれば後は「いらんおせっかいだ」と思う方もいます。でもそういう患者でも、話をよく聞いていくと、この人の種々の訴えは局所の病気だけの問題ではなく、全身的な問題があると専門職として判断することもあります。そのときは、生活習慣や病気観などの情報まで聞かせていただく必要があります。

最近、七十歳代の女性が腰痛で某整形外科を受診して、脊柱の異常を疑われ、脊柱に作用する薬の他に鎮痛剤と抗不安薬をもらったようです。薬を服用しはじめると、痛みや気分がすっと改善して効果があったので、薬剤の服用を続けているといいます。そうしているうちに、起床時にふらふらすることがあるという訴えで来院されました。整形外科関係の病気の症状は、すっと改善したから外科系の病気とは違う内科的な病気があるのではないか、と心配されて私のところを受診されたのです。

その患者さんは整形外科系の病気と内科系の病気が別々にあるように思われたのでしょうが、軽いうつ状態があり、その症状として腰痛の訴えを引き起こし、抗不安薬と鎮痛剤が症状の改善に効果があり、（気分も含めて）すっと良くなったのではないかと私は推測しました。その後、抗不安薬を連用したために、ふらふらの症状をきたしたと判断できたということがありました。

多くの患者は局所の病気の対応で間に合うことが多いでしょう。しかし、局所の病気と思われる中に紛れ込む、病人全体を診ないと判断を間違うような病状があるのです。さらに生命に関わるような病気のときは、存在に関する宗教的な問題を背後に抱えている場合もあり、計算的思考だけでは患者の全体像を把握することが難しいことがあります。人間は心に深い潜在意識の領域をかかえており、その領域を照らし出す仏教的な智慧（無量光）が求められるゆえんであります。

現代社会の「欲」や「思い」

日本人として生まれた人の半分が、八十歳を超える長寿の時代を迎えています。沖縄県はかつて長寿の多い地域と言われていましたが、最近の統計では「若い世代になるにつれ死亡率が悪化している」と報じられています。原因として欧米化した食文化の影響ではないかと言われています。

生活習慣病は本人の食生活、身体の動かし方など日常生活の様式が大きな影響要因となっています。このために、いくら薬を使って治療しても、タバコを吸い、塩分の多い濃い味つけを好み、脂っぽいものを食べ、お酒を多量に飲む、などの生活習慣を改善しないと医師は治療に難渋します。

現代社会は人間の「欲」や「思い」を尊重する思考で、政治・経済・社会を動かしているように思われます。そこでの「生活の質」は、便利さ、快適さ、効率の良さ、早さ、楽しさ、食のおいしさ、環境の良さなどを追求する方向に進んでいきます。日本国内の自動車保有台数と糖尿病の患者数の関係、タバコの消費量と肺がんの患者数の増加は比例しているそうです。

私も四十歳前後の頃、仕事や日常生活で車やエレベーターなどを便利さ、速さ、楽さを求めて使うのが普通と考えて生活していました。ですが、週末に登山に行ったとき、自分の脚力の衰えに愕然としたことがありました。便利さ、快適さの薄っぺらな質を近視眼的に追い求めて、まさに自分の足の筋肉を怠けさせて、脚力を低下させていたことを痛感したのです。

「生活の質」を考えるとき、医療文化では表面的な質を考慮する傾向にあるために人間の思いや欲をかなえることを大事に考えます。その欲求はいったん満たされると、それがすぐに「当たり前」になるのです。そして、さらに便利なもの、刺激的なもの、好奇心を満たすもの、などを追い求め、結果として迷いを繰り返すことになり、あっという間に老病死につかまって愚痴を言うことになってしまいます。何と愚かで、迷いを繰り返していることか……。

満点の健康、完璧な検査値

われわれの日常生活では、多くの植物・動物の「いのち」をいただいて生かされているという事実がありますが、おいしさを追い求める食通やグルメになってしまうと、それらの恩恵を忘れていくように思われます。自分の内臓や手足、腰によって生かされている、支えられていることも当たり前にして、調子がちょっとでも悪いと、腰が痛い、膝が痛いと、悪い所探しをするのです。そして、元気な若い頃と比べて悪い所を探すのがうまくなるのです。

健康診断のコメントも、医師は病気の見落としを心配して、ほんのわずかな異常も漏らさず指摘します。まさに満点の健康、完璧な検査値をめざしているのです。たとえば肝臓が百点満点の健康だとしても、われわれが生きるためにはその三〇パーセントの働きがあれば天寿を全うできると言われています。後の七〇パーセントは余力としてあるということです。生体臓器移植で肝臓の一部を移植しても、ドナー、レシピエントともに生きていけるということです。

われわれが医療に期待することは、病気や傷害による不自由さや苦痛からの解放と長生きができることだと思います。そうだとするならば、満点の健康や完璧な検査値でなくてもいいことになるのです。

高血圧症の通院治療を受けている患者さんで、日頃は血圧を良好に管理できているのですが、あるとき、自宅での測定値が百五十を超えていたために「自覚症状の異常はなかったが、血圧の高値を非常に心配した」と訴えられました。私の説明不足があったのでしょうが、血圧の変動すること、高血圧は何のために治療するのか、心配しなければならない血圧のレベルなどを説明する必要を強く感じました。

医療は「健康で長生き」を目標としていますが、法話を聞きに来られていた一見健康そうで、長生きを実現できている七十五歳の男性が「今、生きがいを探しています」という発言をされました。豊かで生きがいのある人生こそが、われわれの目的ではないでしょうか。

本音と建前の葛藤

人間にとって、食べることができなければ、次第に衰え死ぬことは自然のことでした。それが中心静脈栄養、経管栄養という医療技術が発展して、食べない、飲まない状況でも生きることが可能になってきました。

私の受け持っている介護療養病棟では、ほかの医療機関で胃瘻《いろう》（胃に管を設置して、栄養を注入する瘻孔《ろうこう》）をつくり、それを使った経管栄養の患者が半数ぐらいいます。最近は内視鏡を使って以前よりは容易に胃瘻をつくることが可能になりました。しかし、患者のその後の経過を知るようになると、胃瘻をつくる医師のほとんどが「自分にはつくってほしくない」と言っているという本音を聞く機会がありました。

食べることのできない急場を、胃瘻をつくってしのいで、後に社会復帰できるようになり退院した患者さんもいますが、大多数はその後、加齢や病状が進んだり、合併症を発症したりで全身状態が悪くなっていくということになります。

確かに経管栄養によって多くの高齢者が生命を延ばすことができ、日本の平均寿命を延ばすことに貢献していると思われます。しかし、寝たきりや意識障害のある患者さんが経管栄養によっての延命を願っていたかどうかは不明のことが多いです。家族の場合にはしてもらうが、自分のときにはしてほしくないという人が多いように思われます。多くの医師が自分にはしてほしくないということは、胃瘻による経管栄養の長所・短所をよく知っている上での総合的な判断をしているからではないでしょうか。多くの医療関係者は本音と建前の葛藤に苦しんでいます。

第二章　老病死とともに

「食べても死ぬ」のです

生活という漢字を「生」と「活」に分けて考えると、「活」はいわゆる食べることに関係すると思われます。世間的に「食べなければ死ぬ」「食べる糧を求める仕事」「食べることで忙しくて、お寺に参る時間がない」などという言葉がよく使われます。

「食べなければ死ぬ」と思っているかもしれませんが、よく考えてみてください、「食べても死ぬ」のですよ……という課題です。仏教では「生死《しょうじ》の問題」と言います。

医療の世界でも、予防できる病気は健康に気をつけて予防しましょう、治る病気は早期発見、早期治療を受けましょう、と健康で長生きをめざして社会啓発活動がなされています。病気だけを対象とすれば、間違いではありません。

しかし、人間全体、人生の全体を見通すとき、病気を予防しても早期治療しても、必ず老病死につかまるのです。全体を見渡した考えをしないと、健康指導は、既に病気になった人、早期発見、早期治療のできなかった人、既に障がいのある人には、冷たい、心を傷つける言葉になる可能性があります。

現代日本は、宗教という名でなされるものも、無病息災、商売繁盛、願い事成就と世俗的なものと受け取られる傾向が強く、気づき、さとり、目覚めといった世間を超えた宗教への理解が少ない時代です。目先のことにとらわれるか、人生全体を見通すかという課題です。

先日、ある患者さん（七十歳代女性）とこのような会話がありました。「〇〇外科の医師から、散歩すると転倒して骨折するかもしれないので散歩を控えてください、と言われました。私は散歩が好きで散歩を続けています」。私は、高血圧症などの生活習慣病を担当している立場から、「人間や人生全体から考えると、散歩は続けた方が良いと判断します」と説明しました。

心臓に聞いてみてください

今、担当している九十九歳の患者さんがいます。口を開けては「長生きしすぎた、あの世に行って楽をしたい」と言います。彼女だけでなく私たちの理知分別は賢げに「人に迷惑をかけるようになる」「生きがいがない」「私は悪いことはしてないから、浄土に生まれることができると思います」などと発言します。

私は彼女に言いました。「われわれの頭は勝手で、無責任に、死にたい、こんな私は生きがいがないとか言いますが、今晩、心臓に聞いてみてください。肺に聞いてきてください。もし心臓や肺が死にたいと言うのだったら、止まったり、サボったりしはじめると思いますよ」

数日して朝、あいさつの後「心臓や肺は、どう言ってましたか」と声をかけました。「心臓も肺も死にたいと言っていいます」。彼女は体の声に耳を貸さないのです。

そこで今度は「あなたの希望通りに死ぬには、絶食すれば一週間で希望がかなえられますよ。しかし、途中で、喉が渇いた、おなかがすいたということになると、それは体がまだ生きていきたいと言っている証拠ですよ」と、こんな冗談めいた会話が数日続きました。

そしてある朝、「おいしそうにご飯を食べていますね」と声をかけると、「手が勝手に動いて食事をするのですよ」と絶妙な反応が返ってくるのでした。

われわれは長年の経験から、自分の「意識」の言うことはよく聞いて、自分の思い、考えこそ確かなものとして、他の意見や思いがけない発想にはなかなか耳を貸そうとしません。

今、生きていることは、無数の支えによって生きている、いや生かされていると言った方が適切かもしれません。しかし、自分では生きているのが当たり前と思い、自分のお金で食べ物を買っている、人に迷惑はかけていないと言い、揚げ句の果てには生きがいがないから死にたいなどと言う。「意識」は傲慢《ごうまん》になっているのに気づかないのです。

空気、水、自分の体、食べ物になる無数の生き物、家族、社会の多くの人の働き等々、当たり前と思っていることの「ある」ことの難しさに目覚めるのが智慧でしょう。

初心忘るべからず

世阿弥の『風姿花伝《ふうしかでん》』（一名、花伝書《かでんしょ》）の中にある「初心忘るべからず」という言葉は有名です。その初心の内容を調べてみると「是非の初心（通常使われている最初の決意）」、さらに、「時時の初心（三十歳台、四十歳台等その時々に決意すること）」、そしてさらに「老後の初心」となっています。

この言葉は、一つの道を究めていく上での大切な要点を教えてくれています。

初心の心は「未熟な時代の自分の姿を見つめる」ことを意味しています、いろいろなことを謙虚に学ぶという姿勢で無心に物事に対する姿勢を教えてくれているのでしょう。そして「驚く心」を持ち続けることだと思われます。

私たちが人生を生きていくことも、一つの道と考えられます。生きることの専門家、生きることのプロになることが大切です。そうすれば、年齢を重ねるごとに輝きを放つ人生を生きることが実現するのです。

しかしながら、私たちの日常生活の内容の八〇～九〇パーセントは前日の繰り返しといわれています。私たちの意識を苦しめるものの一つが、初心とは反対の「マンネリ化」です。そこには人間の「慣れ」と自分の思いに「とらわれる」という問題があります。この課題の克服には、区切りをつけることが大切だ、と仏教は教えてくれています。

たとえば「死ぬ練習」というのはどうでしょう。「エッ」とびっくりされるでしょうが、具体的には「朝起きるときが今日の私の誕生と受け取り、初心を持って出発して、今日の仕事を精いっぱい取り組む。そして夜、寝るときはこれで今日の命を終わる（死ぬ）と思って休む」これがまさに「死ぬ練習」です。区切りをつけることの大切さを言いたいのです。人生はこの繰り返しとなるのです。

「今」「今日」が明日のための手段・方法でなく、目的であるような受け取りをできるためには、今、今日を初事として初心で受け取るのです。そうすると仏の智慧によって、今日は今日として区切ることができていくのです。

仏教の「縁起の法」が、このような生き方こそ本当の物事のあり方ですよと教えています。万物は一刹那ごとに生滅を繰り返すというあり方をしていて、人間も同じあり方をしていることに目覚めなさい、と教えています。

自分を見つめる

夫婦二人暮らしで、ご主人の主治医を私がしていました。そのご主人は高齢と病気で亡くなられました。その縁で、奥さんも私が担当させてもらっています。胸のレントゲン写真で肺に小さな影があり、種々の検査をしましたが、がんの可能性は非常に低く、経過を診ることになりました。

七、八年以上経過して大きさに変化がないので、まず大丈夫と判断していました。通院間隔を長くしても良かったのですが、「毎月先生の顔を見た方が安心できるので」と通院されていました。

このご婦人は来院のたびに、「胸のレントゲンの影は、がんではありませんか」と問われます。「長年経過を診ても大きさや形に変化がないから、心配いりませんよ」と説明します。すると彼女は「これは将来、がんになりませんか」と聞いてきます。

来るたびに同じ内容の質問をされるのです。健康のことを過度に心配されていることが伝わってきます。

そこで、もう少し生きることの意味や生き方に彼女の注意を向けようと試みましたが、健康へのとらわれをなかなか超えられません。

少し皮肉もこめて「健康で長生きして、何をしたいのですか」と聞くと「別に何も特別なことはないのですが」と言うのです。

人間関係が十分できて冗談も言える間柄になったとき、もう一押しして「生きる意味、生きることでの自分の使命、仕事などについて考えてみたらどうですか」と言うと、「先生はそう言うけれど、世間の人はみんな健康が一番と言っています」と、するりとかわすのです。

現代人は自分の外側の興味深いことには好奇心が旺盛ですが、自分を見つめるということは苦手のように思われます。

私の心の中では「世間の人のことではない、あなたの気持ちを聞きたいのです」

と言いたいのですが、そこまで言うと押し売りになるので言わないことにしています。でも自分が主体性を持って、「今を生きる」ことは大切な課題なのです。

間柄的な存在

「私みたいな高齢者が増えると、日本は滅んでしまいますよ」と百歳になる車いす生活のご婦人がいつも言われます。

要介護の高齢者は世話をしてもらうことが多くなり、サービスを提供する側と、受け取る側というビジネスの関係だけになると、障がいのある者は迷惑をかけるということで卑屈になりがちです。若いときみたいに「ものを生産する、お金を稼ぐ、家事をする」という仕事ができなくなることで「居づらさ」を感じるようになるのでしょう。

仏教では人間のことを「間柄的な存在」といいます。「ものともの」や「動物と動物」の関係ではなく、心の通い合う温かい関係、相手を「あなた」と名前で呼ぶような間柄の存在を人間というのです。すなわち前者は「私―それ」の関係（相手を物や道具として見る）、後者は「私―あなた」の関係（相手を切っても切れない身近な存在と見る）というわけです。

介護の場は、介護者にビジネス、仕事という面もあり、そこでは「私―それ」に近い人間関係が展開される傾向にあります。しかし、介護者がより良く仕事を実現するために、また働くことに意義を感じることができるためには、両者の間柄が「私―あなた」の関係に近づくことが大切です。

そこで求められる関係は、介護者は人生の先輩をお世話させていただくという姿勢、一方、世話を受ける方は高齢者としての生きざまを人生の先輩として「手本・見本」として教え示す関係でしょう。そのためには相手を尊重して「学び・教え」合う親しい関係が自然に成立することが望まれます。

「老いる」ということは肉体的に衰えるという面は避けることはできませんが、人間として老成する、成熟するということがあるのです。「生きている」ことを当たり前と思っていたが、体の動きの不自由さに直面するとき、いろいろなものに支えられていた、生かされていた、「おかげさま」とはこのことであったと気づき、目覚めとなっていくことでしょう。

今まで見えなかった、気づかなかった大きな世界に支えられていたと、年をとって初めて見えてくる豊かな世界。今、ここに「有る」ことの「有り難し」を、素直に「ありがとう」の言葉や和顔愛語《わげんあいご》として表出されるとき、世話をする者も人生の先輩への配慮が自然となされ、「学び・教え」合う場となっていくことでしょう。

勿体ない

「勿体（もったい）」とは「体がない」という意味で、これだけのことをしてあげたからといって、見返りを要求する体、姿がないことを示すといいます。人間が生きる上で不可欠な空気、水、そして火などはわれわれに恩着せがましく、お礼を要求したことがありません。私たちはお礼や感謝を要求されたことがないから、そのことを当然、当たり前と考えている。そういう物柄の恩恵をこうむっているけど、姿がない、要求がないから「ない」と考え違いをしている。ないわけではない、あるのです、存在するのです、ということを表現したのが「勿体ない」という意味のようです。

ある超高齢者が、最近目が見えにくくなったと訴えます。白内障ではないかと心配されますが、何とか新聞の活字は読めています。「百年間使ってきた目に、長い間ご苦労でしたと時々お礼を言うといいですね」と言葉を添えました。すると「そんなこと考えたことがありません」という言葉が返ってきました。

私たちは水があり、空気があることを当たり前として、その上で日々生きるために無数のいのちを食事のときにもらっています。自分では直接生きものを殺さないかもしれませんが、間接的に生きもののいのちを奪っています。食べ物を食べながらそんなことは思いもせずに「おいしい」とか、ときには「うまくない」などと文句を言っているのです。

そういうめぐみに感謝する心がなければ、「今を生きる」ことに充実やよろこびの感動はないかもしれません。ものごとに批判的であることが、精神の健全性を表すという思いにどっぷりと漬かっていないでしょうか。そんな自分の心のありさま、限界、愚かさに気づかされていくことが、それを超えることにつながっていくのでしょう。

不老長寿は幸せか

医療は生きることを輝かせるために、〝不老長寿〟をめざすことを志向しています。人間の英知を総動員して、利用できるものは何でも利用します。その思考の延長線上で、臓器移植の進んだ米国では臓器が「いのちの贈り物」から、〝いのちのリサイクル〟へと、いつの間にか考え方が変化しています。

病や死に直面している人には、不老長寿は確かに救いになるでしょう。しかし、そこそこ健康な高齢者に「不老長寿が実現できるとしたら、それはよろこびですか」と質問してみると、多くの反応は「こんな状態がずーっと続くの？」と戸惑いの表情を示されます。不老長寿が、必ずしも生きることを輝かせるとは限らないということです。

最近の医学関係の文献を読んで気づくことは、種々の疾病の治療が可能になったとしても寿命の天井は百二十歳ぐらいだろうと、さりげなく書かれています。確かめることはできませんが、長年の医学・医療の経験から推測しているのでしょう。避けることのできない老病死を見据えながらも、不老長寿をめざす人間の理知分別のジレンマを垣間見るようです。

老病死が受け取れないのは、「老いによってしぼみ、病によって傷つき、死によって滅びるいのちを生きている」からだと仏教の智慧は指摘しています。そう言われても、われわれの理知分別は「それ以外に考えようがない事実ではないか」と反論します。しかし、仏教は、老病死を受け取れない原因を「われわれの理知分別の思考や智慧のなさにある」と教えるのです。

理知分別の「知恵」は、生命現象の知識を増やすことで問題解決の糸口を探そうとします。一方仏教の「智慧」はわれわれの理知分別の限界に光をあてて、「知恵があると思っていたが世界の本当の全体像がわかってなかった」「浅い表面的な受け取りしかできてなかった」と気づかせ、目覚めさせ、愚かさを超える仏の智慧を身につける人格に変容させようとするのです。

「良くなるじゃろか」

老病死をどう受容するかは、臨床の現場でしばしば出合う課題です。いとこが腎臓がんで亡くなる前、「種々の治療で効果がなければ、痛みを取る緩和ケアを主にした対応に移った方がいいのではないか」と告げたとき、彼が「明るい方向が見えないということは、いたたまれないんだ」と発言したことが思い出されます。

病状の進んだがんの患者さんと関わるとき、身体的な痛みにはかなり対応できるのですが、対話が難しいのです。症状の進んだ状態で種々の不快を訴えて「良くなるじゃろか」と質問されます。その患者さんは、病気や症状が良くなることにしか関心を示さないのです。

自分や自分の周囲に、幸せのためのプラス条件を集めようと考えている多くの人には、老病死はマイナス条件でしかないのです。もう治癒できないという病状を告げられ、痛みの緩和治療しかできないと言われて、その後をどう過ごすかという問題です。仏教では、人生を味わい直すチャンスが残されていると教えているのではないでしょうか。

自分自身が胃がんになり、進行がんで根本治療ができないと知ったある医師が「死に往く者の道しるべを失った日本の文化に驚いた」と書かれていました。それがきっかけで、東北大学に臨床宗教師を養成する課程がはじまりました。

医療は身体的な苦痛には、かなり対応できるようになっているのです。しかし、心の領域で「明るい方向が見えないといたたまれない」という課題に対応できているでしょうか。それは個人の内的な問題で医療が関わるべきでない、という姿勢で避けたり、逃げてきたと言うしかありません。学んできたことだけでは対応できないからです。

病人を相手とする全人的な対応より、病気だけを相手とする局所的医療の方が医師にとっての負担は少ないと思われます。その領域の専門医となる方が、人間全体を相手にするよりは専門的知識が発揮できるからです。人間全体に対応しようとすると、未知なる部分が多く、非常に複雑な心の領域もあり、対応は困難になります。

いのちの中の領域

おなかの調子を悪くして、だるさと、おなかの不快感、元気が出ないという症状の中で、あらためて患者の気持ちを経験しました。苦しい真っただ中は、この症状さえ良くなればという気持ちでいっぱいでした。患者にとっては回復可能な病気なら「早く健康に戻りたい」という思いがつのるばかりでしょう。

回復が難しい病気にも、いつかは直面せざるを得ないでしょう。がんの病状が進み、救命・延命の可能性を求めて化学療法を受けていた患者が全身倦怠感と副作用のために、医師・看護師に「こんなきつい思いをして、生きている意味はあるのでしょうか、いっそのこと、早く死にたい」と訴えたとき、医療人はどう答えるでしょうか。

医療人は病の病態、治療・看護方法には専門的な知識を持っていますが、人間の「存在の意味」や「生きる意味」、「死んだらどうなるのか」を問われたときには、ほとんど答えることはできないでしょう。

全人的ないのちの把握を考えると、医療文化の基礎の科学的思考で把握できているのは身体的・精神的な一部であって、存在の意味、生きる意味、人生の目的は……など哲学的・宗教的な領域については、医療人はほとんど訓練されていないのです。

担当医師や看護師が、病気で苦しみ悩む入院患者への対応は、自分の専門守備範囲をすればこと足れりと考えるのは問題でしょう。身体の局所の異常ならばそれで良いでしょうが、いのちの全体が問題となる疾病では、もう少し大きな視点での対応が求められるということです。

一緒に歩んでいきましょう

人間の自然な感情の喜怒哀楽を公の場で不用意に出すことは、はばかられる雰囲気があります。感情を制御して、つつましく表出することが理知的であると評価されています。

われわれの感情は、心のありようの影響を受けます。心のとらわれ（汚れ）があると、感情もとらわれに引きずられます。心の汚れをきれいにしようとする人間の努力は、ときに個人にひずみを生ずることがあります。医療関係者などの対人援助の仕事は、自分の感情（相手を不愉快な気持ちにさせるもの）を押し殺したり、自分の感情をコントロールして、その場にふさわしい感情を表出することが求められる職種です。

長時間にわたって人を援助する過程で、感情を制御するという心的エネルギーが絶えず過度に要求され続けると、その結果、極度の心身の疲労と感情の枯渇をきたし、いわゆるバーンアウト（燃え尽き）を引き起こす危険があると言われています。

人を相手にした看護の現場では、笑顔や優しいまなざしなどを感情労働として扱うと聞いていますが、管理された笑顔やまなざしは、一時的にはその場をつくろうことができても、長期間接する者は、人間性を疎外されたむなしさを感じるようになるのではないでしょうか。心が癒されるということが、かえってなくなる危険を秘めています。

ある病院では、職員の対応、対話を大事にする一方、「どれだけ心を込めたかを大切にしようとしている」とお聞きしました。その病院で、がんの末期の患者さんが「死を待つだけですか?」という趣旨の訴えをされたとき、看護師がじっくりとお話を聞いたあと、「必ずそばにいますから」「一緒に歩んでいきましょう」と声をかけられたそうです。

表面的な笑顔以上に、そういう心の込もった言葉に患者さんは救われたと言います。深い心、すなわち根源的いのちに触れる心の通じ合いによって看護師の側も癒されるとお聞きしています。

老病死を受容する死生観

九十五歳の男性が、種々の病気を患って寝たきりになって入院してこられました。意識はしっかりしていて、亭主関白の傾向で、わがままなところがあるようです。奥さんは高齢ですが毎日病院へ来て夫に尽くす人でした。

この男性の食欲がおちて全身状態が少し悪くなり、本人が「こんな状態なら、死んだ方がいい」と家族に言うようになりました。そんなとき、奥さんが「前の病院で病気の悪いことはすでに聞いています。でも、本人には本当の病名や病状が悪いことは言わないでほしい。気を落とすから」と私に訴えました。

日本の医療現場で、がんを告知するようになって約二十年が経過しています。しかし、「死を連想させる病名は言わないでほしい」という患者さんや家族はまだ多いのです。医師の一部も病名を言った後の対応が難しいためと、告知を受けた患者や家族の不安や悲嘆に対応する死生観を持たないために、言わないことが患者のために良いと考えているところもあります。

しかし、それは医師、患者ともに死を受容する文化を持ってこなかったからだと思われます。日本人の多数が、老病死などの暗いものはできるだけ見ないようにして、明るい、楽しいことに目を向けようとしているのではないでしょうか。

病状の進んだがん患者さんから「もう治らないのではないでしょうか」と問われたある医師が、とっさに「そんな弱音をはいたら駄目ですよ、頑張りましょう」

と言いました。患者さんは「ハア」と言って会話が途絶えてしまいました。しばらくして良い人間関係ができたその患者さんが、そのときのことを「『もうがんばれない、少し弱音を吐きたい、つらさをわかってほしい』と思ったが、言い出せず、やるせない思いが残った」と教えてくれたそうです。

医師は老病死を受容する死生観を持ってなかったために、患者に寄り添う対話ができてなかったことに気づかされたのでした。

精神的苦悩への対応

東北大学に臨床宗教師を養成する課程を立ち上げることに大きな影響を与えた医師、岡部健さんの願いが『看取り先生の遺言』（奥野修司著、文芸春秋）に記録されています。

ホスピス（緩和ケア病棟、仏教ではビハーラという）は末期の患者にも手厚い配慮をする医療施設です。がんなどの終末期に、種々の不安や苦悩が出てきても、十分な対応ができるようになっています。

終末期の患者の身体的苦痛に麻薬などで対応ができても、心の苦悩まで緩和することは難しく、その苦悩を和らげるために鎮静剤を使うことがあります。その薬を使用する割合を鎮静率と表現します。

岡部医師は欧米のホスピスでの鎮静率が約一〇パーセントであるのに、日本のホスピス（評価の高い施設でも）では約三〇パーセントである事実に注目しています。欧米では、終末期に宗教者による患者に寄り添った宗教的対応がなされて、苦悩に対する配慮がされています。

それに対して日本では医療者、患者の多くが宗教的な智慧との接点がないがために、精神的苦悩への対応に困り、終末期に鎮静剤が多く使われているのではないだろうかと考察されています。

見方を変えるとその事実は、日本では認められていない安楽死が、宗教文化のない医療現場で、宗教的配慮がされないまま、それに近い対応が行われているのではないかと問題点を指摘しています。

岡部医師は自分自身が六十歳で胃がんの手術を受けるも、その後再発して、六十二歳で亡くなられました。治療を受ける立場に身を置いてみて、自分の長年の思い、仏教文化を失った医療現場の問題点が実感されたといいます。がんを経験して、生老病死の四苦を超える道の仏教文化の復活を願い、医療現場で十分に働ける宗教者の養成が必要であることを多くの人に訴え、いろんな分野の人に働きかけて東北大学で新しい試みがはじまったのです。

病名告知

現代人は未来に明るい希望を持てることや、今の課題の克服後には明るい見通しが立つという思いが、生きる意欲につながると考えています。そんな中にあって原因や治療法の確立していないがん（最近は治癒可能ながんも多くなってきていますが）という病名を告げるのは、死の宣告のようなイメージがつきまといます。病名の説明は医師の裁量に任されていますが、がんを告げる場合には医師も種々の苦労があり、ストレスを感じています。医師自身も未来に明るさを見出すことで生きる力（意欲）を感じる一般の人と同じだからです。

難治の病気やがんの診断を受け、希望が持てなくなると、生きがいがない、生きていても迷惑ばかりかける、死んだ方がましだという気持ちになるのが、医師にもわかるからです。

このような状況の中で、よくない事態や、見通しが立たない現実を相手に知らせるかどうか、知らせるときはどのように伝えるかということは大きな課題です。

知らされない権利もあると一部では言われていますが、個人に関する情報はその本人に属しているという社会通念の国では、「自分の命なのに真実を告げられない、というのはアメリカでは信じがたいことだ」とか、「本当のことを言わずに、寄り添っていくことができるのですか」という声があります。

そして日本の現状を「日本人の、自分の生命にさえ責任を持つことのできないという甘えと、精神的な打撃を受けたときにそのケアを満足にできるだけの場所が病院にも、お寺にも、また家庭の中にもないという事実があるからかもしれない」と言われています。

自分自身の生死の問題（四苦）の解決を見いだせないままの医療関係者は、患者さんのこの課題の前に、事実を単に知らせることで済ますのか、逃げ腰になるのか、課題を共有して寄り添って苦闘していくのか、どう対応すべきなのでしょうか。

いくら医療が進歩しても、すべての人間が絶対に避けられない老病死の課題の現実をどう受け取って生きるか、今、私たちはその課題の渦中にあるのです。

スピリチュアル

健康の定義に今までの「身体的」「精神的」「社会的」な要因に加えて「スピリチュアル」という要素が加わろうとしています。このスピリチュアルをどう考えるかが課題になって久しいのです。ある学者がスピリチュアルな痛み（ペイン）を、「自己の存在と意味の消滅から生じる苦痛」と定義しています。

わかりやすく言うと、今までできていたことが病気でできなくなり、自律性が失われる危機に直面すること、また自分の死を境に未来の展望がなくなり、周囲との関係性がなくなる苦しみをスピリチュアルな痛みと言うのです。

厳密な表現で言うと、私が世界を、人生を「どのように受け止めているか」のような世の中の根本了解と、その人生にどう生きていこうとしているかの根本姿勢を合わせて、その人の「スピリチュアルなあり方」ということができるのです。

がんで亡くなる多くの人と関わりを持った柏木哲夫氏（大阪大学名誉教授）は「人はなぜ生まれて死んでいくのか」「なぜ自分だけにこういうことが起こったのか」「生きるとはどういうことか」「許されるとはどういうことか」「死んだ人はどこに行くのか」「あの人は今どこにいるのか」「生きることの価値は何か」「残りの人生に価値はあるのか」「私は何か悪いことをしたのか」などの訴えをよく聞いたそうです。これらは人間存在の根本的なところから起こる訴えであり、スピリチュアルな痛みなのです。

その人が自分のこと、世の中、世界の状況をどのように把握・認識して、その状況にどのように対応しようとするか、その人の把握・認識とそれに処する姿勢の総合が「スピリチュアルな領域」ということです。単に眺めるように見るのではなく、自分の身が直接に生きる・死ぬを問われる場合の課題です。宗教とも多くの重なりを持っていて、宗教的智慧を持たないと対応が難しいと思われます。

健康に関して問われるスピリチュアリティは、週刊誌やテレビのバラエティー番組で話題になる霊の話とは質的に異なるものです。生きる死ぬが切実な問題の臨床の場では人間存在の根本的な領域が課題となり、週刊誌的な話題や世俗的な「善悪、損得、勝ち負け」などを超えているというか、間に合わない、そんな根本的な領域なのです。

第三章　本当の豊かさとは

これから一万年生きられるとしたら

日本人で六十歳を超えた一応健康な人が、これから千年とか一万年生きることができますと言われて、もろ手をあげて嬉しいと言える人はどれくらいいるでしょうか。「もう一度同じような人生を生きてください」と言われて、よろこんで「もう一度やります」という人はどれくらいいるでしょうか。そう考えてみると、ずっと生きることができる不老長寿によろこびや輝きがあるとは思われません。

「死」があるからこそ、生きていることを大事にしようとか、生きていることのありがたさに気づくということがあるように思われます。

生きていることを当たり前、当然のこととして生きると、何か面白いものはないか、自分の得になるものはないかと自分の外側に対象物を見つけようとします。そういうことを繰り返しているうちに自分自身の老病死に直面するのです。元気であったことを当たり前にして考えると、どうしても自分自身の老病死を受け取れないのです。

「死にたくない」と思っていても死んでいかなければならないのは、過激な表現になりますが、「殺される」ということです。

明治時代の学僧の清沢満之《きよざわまんし》は「生のみが我等にあらず、死も亦た我等なり」と書いています。ある仏教者はがんの末期に「がんも仏からのいただきものです」「死もいただいたものであります」と言われたそうです。死をも受け取って生き切る世界があるということです。

「たった五年か」

国立長寿医療研究センター総長だった大島伸一氏の当時のインタビュー記事に「高齢者医療では客観的な事実や統計に基づいた医療の確立はもちろんですが、それ以上に人間的な側面からのアプローチが求められます。人生ではっきりしているのは『自分の意思で生まれてきたわけではない』と『いつかは必ず死ぬ』の二つです。人生は山あり谷ありの道程のなかで自分はいったい何のために生まれてきたのかを追求する作業であり、幸福な一生とは、幕が下ろされる瞬間に『ああ、生まれてきてよかった』とつぶやけることではないでしょうか」とありました。

生きている時間の長いことが良いと考える、時間へのとらわれがあると、九十五歳のおじいちゃんにお孫さんが「おじいちゃん、あと五年は生きて、百歳まで生きてね」と言ったら、おじいちゃんが「たった五年か」と答えたという話があります。相対的な時間の長さを追求する限り、満足な時間はないでしょう。

世間の常識で幸福への条件のプラス・マイナスを考えるとき、「老いる」ことはマイナス、「病む」こともマイナス、「死ぬ」こともマイナス、つまり、すべての人間は不幸の完成で人生を終わることになります。すべての人が不幸の完成で人生を終わるという社会が素晴らしいと言えるでしょうか。いや、そうだからこそ医療が「不老・不死」をめざして頑張っているのかもしれませんが。

仏教は生きている時間の長い、短いにとらわれないで「今」「今日」の充実をめざす教えです。教えの内容をたずねていく歩みの中で、教えの大きさに触れて、自分の愚かさを知らされ、仏の世界を感得するとき（永遠、無量寿と通じるとき）、自然と知足（足を知る）へ導かれるのです。

その大きさ（仏、宇宙）に圧倒され、人間に生まれてよかった、生きてきてよかった、出遇うことができてよかったと感動を持って「今」「今日」を生き切っていくのです。そこでは主体性を持ちつつ、大いなるものへのおまかせを生きることになるのです。

仏さまがいらっしゃる

かつて現役の外科医として、進行がんや末期がんの患者にどう言葉かけをすれば良いのかと悩んでいた四十歳前後のことです。私は仏教の師に「どのように言葉かけをしたらいいでしょうか」と質問をしました。

師は、「おまかせするということをしっかり言ってあげなさい」「仏さまがいらっしゃるということをしっかり言ってあげなさい」と答えてくださいました。

初めの「おまかせする」は言うことができると思いました。しかし、「仏さまがいらっしゃる」の方は、当時の私は言うことができませんでした。傲慢かもしれませんが自分の心に納得できないことは言えなかったのです。

その後、仏教の学びと人生経験の中で、いつの間にか「仏さまはいらっしゃる」と言うことができるようになったのです。

仏さまというと私たちはお寺や美術館の仏像や絵像をイメージしてしまいます。それを見て仏と思いがちです。それらは仏を象徴しているかもしれませんが、仏ではありません。私たちには仏は「はたらき」として認知されるのです。どういうはたらきでしょうか。

それは私たちの迷っている姿を「知らせる」というはたらきです。私たちは自分が迷っているとは思っていません。自分こそ、まともだと自信を持っています。幸福をめざしながら生きている人の行き着く先は、幸福で終わるでしょうか。老病死につかまり死んでいくとき「不幸の完成」ということになりはしませんか。

高齢の患者さんが自分を廃品の如く思い込み、自分を傷つけようとしたことがありました。痛ましいことです。

仏の智慧の世界をめぐまれた者は必ず「人間に生まれてよかった。生きてきてよかった」と受け取っていくように導かれるでしょう。これが迷いを超えた姿です。

生きる目的

多くの医師・看護師は患者の「健康で長生き」をめざしています。一般の人々も多分この目標に異存はないでしょう。

では「健康で長生き」が人生における目的になるか、どう考えますか。

日本（他の国々のことはわかりませんが）の社会において、生きるための方法・手段については情報があふれています。生活していくためにはどのような職業があるか。その職業に就くためにはどういうものを学ぶ必要があるか。どういう資格が必要か、などといろいろ学んだり、教えたりする教育の場もたくさんあります。しかし、生きることの目的となると、極端に情報が少なくなります。

あらたまって生きる目的なんて言われると戸惑ってしまうでしょう。わかっているようで、全くと言っていいほどわからないのが生きる目的です。それは生まれたという事実が受け身だからではないでしょうか。気づいてみたら、すでに生まれていた。差し迫って生活しなければならないから、お金を稼ぎ、生きていかなければならない。生きる目的を深く考えずに、「まず仕事」と惰性的に流されているのが現実です。

働くことは、自分の時間が割かれ、身も心もときにはつらく、大変なことです。キリスト教では、人間が神に背いた罪の報いによって、死ということと労働ということが罰として与えられたのだとも聞いたことがあります。

そうすると、西洋も東洋も世間的に働くとは額に汗するしんどいことなのだと理解されています。だから人間は、働かずにご飯が食べられるならば、それが一番楽で、その道を多くの人は選ぼうとします。

仏教では、生かされているということは、そこにこの世で与えられた使命・役割・仕事が気づきの中に知らされると教えられています。

あなたにとって、仏さまから与えられた仕事とは、どんなものでしょうか。

「今」を目的に

健康にとても留意されている六十歳の男性患者さんに、健康で長生きすることの目的をたずねたら、「今、探しているんです」とおっしゃいました。

一般の考えでは、生きることの目的なんて固いことは考えずに、生まれてきた以上生きているだけであって、死ぬ気になれないし、自分で死ぬ勇気もない。「命あっての物種」という言葉もあるように、生きていると、きっと未来に何かいいことがあるだろう、という発想でしょう。

その場合は、「今」ではない、将来の満足を追い求めているということです。「今」は将来のための準備の「今」としての位置にあるということです。

若いうちはそれでいいかもしれませんが、六十歳、七十歳を過ぎても未来の満足・充足を追い求めるとしたら、それは問題ではないでしょうか。重要なのは、「今」「今日」を目的のように大切にすることではないでしょうか。

明日のため、未来のため、といつも将来が目的であるかのように、今、今日を生きる生き方は、終わってみると、むなしい、生きたという実感がない生き方になることを仏教は空過流転《くうかるてん》のむなしい生き方と指摘しています。

生きることの充実感は「何のために生まれてきたのか」「何のために生きているのか」と自問して、今を生きることの「意味」を強く感じたり、今、生きていることの「あること難し」とか「生かされている」ことを実感できるときに感じる感覚でしょう。

医療文化が準拠する科学的合理主義では、生きることの意味や生きていることの充実感は計測不可能で、それは患者個人の主観の領域であり、医療人の関わる領域ではないとされてきました。客観的に評価のできる医学的な救命や、生物学的な死を先延ばしする延命に取り組んでいるのです。

「思い込み」というとらわれ

知識はあってもその知識にとらわれるということがあります。ある外科医の話です。

「父親と息子が日曜日、ドライブを楽しんでいて、交通事故に巻き込まれた。父親は即死し、息子は重傷を負った。重傷の息子は救急車で病院に運ばれた。待機していた外科の当直医は、運び込まれた少年を見たとたんに『私の息子だ』と叫んだ」

この話を読みながら、すんなりと理解ができたでしょうか。理解ができたとすると、偏見のない人だということです。多くの読者は頭が一瞬混乱しているでしょう。それは外科医は男だという思い込みがあるからです。科学的合理思考は本来、虚心坦懐《きょしんたんかい》に物事を見る冷静な見方のはずなのですが、ついつい思い込みというとらわれにつかまりやすいのです。

客観的に物事を見るということは、とらわれなく見るということです。知識があると思っている人ほど、「とらわれなし」になれないのです。自分の知識や思考方法に自信という自負があるからです。

客観性を尊重するわれわれの科学的な合理思考では「死」を免れることができないと考えます。そして生きている時間を延ばすことが長寿でありそれ以外は考えられないではないか、と確信に近い自信を持っています。

「時」を表す言葉がギリシア語では二つあります、「時刻（カイロス）」と「時間（クロノス）」です。クロノス時間とは、過去から未来へと一定速度・一定方向で機械的に流れる時間。一方、カイロス時間とは、クロノス時間を切断した「時」、大切な「時」、決定的な瞬間など質的な「時」を意味します。

われわれは日々の生活実感の時間と歴史を知っているために、クロノス時間にとらわれてしまっているのです。それで長寿は生きている時間を延ばすこととしか考えられないのです。これを智慧がないと仏教では言います。

知識量で傲慢になっていないか

科学的、合理的な思考は計算的思考といわれます。たとえば日常生活で買い物に行けば、野菜が新しいか・古いか、おいしいか・そうでもないか、値段が安いか・高いか、などなどを計算的に思考しなければ生活できません。そこには日常生活を管理する思考、支配する思考へと展開するのは自然なことです。

医学も人体の構造、病気の病態、治療方法の知識を集積して教育がなされています。身体や病気のからくりを学ぶのです。それはまさに計算的思考といえるものです。医療の世界では、専門家として医師が病気の診断、治療について学んでいるので、いつの間にか患者のことを十分に把握できている、転じて患者のことはわかっていると傲慢になりやすいのです。

よく考えたら、自分のこともよくわかってないのに、他人のことがわかるはずがありません。わかっているのは、医学的な全身管理であって、患者のことが全部わかっているのではないのです。

国民の約八割が医療機関で亡くなり、病院はまさに老病死の現場です。全人的課題の老病死に直面する場で、医学的な思考の対処だけで十分に対応できているのでしょうか。宗教教育をほとんど受けていない日本の医療関係者は、科学的合理主義の思考で老病死に対応できている、医療現場でなされている医療的対応以上にする必要はないと判断している可能性が高いのです。

「人間とは」「人生とは」という課題は、未知なる部分が多すぎて、分別の認識を超えた領域です。計算的思考で管理・支配する方向性では全体を把握できないようです。

仏の智慧に照らされるとき、人間に生まれた意味、生きることの意味、生きることで果たす使命・役割・仕事への気づき、そして死んでいくことは「仏さまへおまかせ」の目覚めに導かれるのです。老病死に直面した人間の全体をお世話するのなら、仏教的（宗教的）な配慮も場合によれば必要であるという視点が望ましいのではないかと考えるのです。当然患者の求めに応じてであり、宗教の押し売りになってはいけませんが。

クオリティ・オブ・ライフ

ＱＯＬとは quality of life の略で、「生活、生命の質」といわれるものです。物事を考えるときに量を重点的に考えるか、質を重点的に考えるかで問題になることです。

貧しい時代を経験した者は、どうしても量的な豊かさを求める傾向になります。医療の世界でも平均寿命が五十歳を超えたのは戦後のことです。明治、大正、そして昭和の二十年代までは結核で多くの若いいのちが亡くなっていました。

戦後の経済的発展にともなって、栄養状況の改善、公衆衛生の整備、抗生剤などの医学の進歩によって、日本人の平均寿命は目覚ましく伸びて、日本人として生まれた人の半数が八十歳を超える時代を迎えています。しかし、医療・福祉の現場で出会う九十歳を超えた人たちが長寿をよろこんでいるかというと、ちょっと首をかしげたくなります。

そこで問題となるのが「生活、生命の質」という課題です。医療の拠って立つ科学的思考で質を思考すると、「便利である」「快適である」「効率がよい」「使い勝手がよい」「早い」「清潔である」などが浮かびます。それらのことで解決のつく課題だといいのですが、「何でこんな病気になったのか」「病気のまま生きることに生きがいを見いだせない」などの患者の苦悩には科学的思考では対応が困難です。質の深さが違うからでしょう。

哲学とか宗教が問題とするのはその質の領域です。医療の仕事をしてきた者として、仏教の学びをしてみて初めて、問題にする「質」の内容に差があることに気づかされます。仏教の学びをしなければ、医療文化の考える「生命の質」で十分だ、それ以上の哲学的、宗教的なことは私的なことであると考えて、それ以上は関わらない、という姿勢を私も取ったでしょう。

病める人の全体を考えるとき、医療文化の考える「質」は大事ではありますが、表面的で不十分であることを知らされるのです。

心を耕す

「人生論ノート」（三木清）の幸福についての項目で「幸福とは人格である。人が外套を脱ぎ捨てるように、いつでも気楽にほかの幸福を脱ぎ捨てることができる者が最も幸福な人である。彼の幸福は彼の生命と同じように彼自身と一つのモノである」と書かれています。

またカール・ブッセの詩「山のあなた」（上田敏訳）「山のあなたの空遠く『幸《さいはい》』住むと人のいふ。噫《ああ》　われ　ひとと尋《と》めゆきて、涙さしぐみ　かえりきぬ。山のあなたになほ遠く　『幸《さいはい》』住むと人のいふ」は、しあわせを探すことをうたった詩です。

この二つに共通するものは、しあわせとか満足の世界は自分の外側にはないことを教えてくれています。「幸福を探して幸福を見つけた人はいない」という言葉があります。自分の内面を抜きにしてしあわせ、満足の世界はないことを教えているように思います。

マザーテレサが日本の現状を見て「豊かそうに見えるこの日本で、心の飢えはないのでしょうか？（中略）心の貧しさこそ、一切れのパンの飢えよりも、もっともっと貧しいことだと思います。日本の皆さん、豊かさの中で、貧しさを忘れないでください」と発言されています。

われわれは先輩方の文化の蓄積の中に学び、心を耕すことを怠って、新しいもの、何か面白いもの、楽しいもの、好奇心を満足させるものを自分の外側に追い求めて、そして「明るい明日があることが希望」だと、走り回っていないでしょうか。

外側に何かを、そして明日こそしあわせになれるぞ、と追い求めていることは、本人は意識しているかどうかはわかりませんが、心の奥底に不足、不満があることを示しています。これを「心の貧しさ」と指摘されたのです。

文化、カルチャーとは耕すということが語源です。心が耕されると、柔軟に、豊かになり、感動しやすくなります。そして今まで気づかなかった物事の背後にある意義をも感得するようになるのです。

私たちが当たり前と思っている「人間として生まれて、生きている」ことの中に、思いもしなかった深い意味、意義のあることに気づき、目覚めへと導かれていくのです。そのことが自分の存在を「ありがたい」「勿体ない」、そして「恩」ということも考えるようになるのです。

外面と内面

ある法話の中で、「ドーナツ人間」という言葉を聞いたことがあります。中心部が何もなくて、輪を作っている。つまり、内部が空っぽで、外側にいろいろなものを集めているさまをドーナツ人間と揶揄しているのです。

一般的に、人間の意識は外界の事柄を分別で取捨選択して、良いと判断されるものを集めて自分の所有物にして、好ましいものだけで自分の周りを固めようとしていると見ることができます。

好ましいものは物質・財貨であったり、資格であったり、肩書きであったりします。特に世間で評価される事柄が増えたり、嘘でも褒められたりすると、何となく誇らしく、自分自身が評価されたような錯覚に陥りがちです。また、電子機器や自動車等の便利な機械を入手して使いこなすと、あたかも自分の力が増えたかのような思いになって、操作すると心地良い充実感を持ちます。

現代人は文明の発達で、昔であればびっくりするような能力のあるものを次から次へと手にするようになりました。そして効率、能率を考えて、自分の思いを実現させようと思いを巡らせて努力してきました。

まして現役世代は職場で、地域社会で、家庭で、しなければならない仕事に囲まれて、真面目であればあるほど追われるかのようにわれを忘れて取り組んでいます。

そんな中で、思い通りにならない課題の壁に直面して、ちょっと立ち止まり、自分を見つめたり、ふと過去を振り返るとき、内面の充実感と、「生きた」という実感のなさを感じるのです。

ある識者が「豊かさを追い求めた結果、ものの豊かさは手に入れたが気づいてみると心は空白であった」と言い、また、「心の内面の広がりのある世界を知らないまま生きるということは、人生の半分を知らないまま過ごしているということです」と言っています。

現代はものの豊かさと引き替えに、自分の人生を喪失してしまった状況ではないでしょうか。そんな日本人が「ドーナツ人間」そのものなのでしょう。まさに、自分の内面を豊かにする取り組みをおろそかにしてきたのではないかと、反省されることしきりです。

おかげさま

福岡県久留米市の石橋美術館に黒田清輝の「針仕事」があります。多くの人が一度は目にしたことがあると思われます。フランス人のモデルさんが針仕事をしている、感じの良い絵です。

その絵を見ながら、説明文を読んでびっくりしたのです。解説文の最後の方に「この絵の主役は窓から差し込む光です」とあるではないですか。窓から差し込む光については注意すらせず、私の目に見えるモデルさん、モデルさんの顔、手仕事の風景などを眺めていたのです。顔や肩やひざ掛けの明るいところなどは、窓からの光によって、いわば演出されているとの説明でした。

私たちは、「自分に見えたものは確かなもの」としています。しかし、私たちの目は全体を見ているでしょうか。あるがままに見ているでしょうか。塩野七生氏はユリウス・カエサルの言葉として、「人間ならば誰にでも、現実のすべてが見えるわけではない。多くの人は、見たいと欲する現実しか見ていない」（『ローマ人の物語』新潮文庫）と書いています。

この世のすべての存在は、有形、無形の多くの因や縁（その数は「ガンジス川の砂の数」と表現されています）に支えられ生かされて、相互に関係していると仏教では教えてくれますが、我々は局所しか見ないのです。

医療の世界でも、病気が良くなるのは、八〇パーセントが自然の治癒力だといいます。医療知識、技術が関与するのは約二〇パーセントです。外科手術等の治療を受けて病気が治癒したときに、お礼を言われることがあります。つい自分が良くしてあげたという傲慢さに陥りやすいのですが、本人の治癒力を含めた全体が見えていないからで、これを「智慧がない」といいます。アメリカに「神が病気を良くし、医者が治療費を取る」というジョークがあるそうです。

都市社会

市町村合併すると、中心になる庁舎が建って、その周囲に行政の施設ができていきます。そして人が集まりやすいということで、商業施設ができていきます。都市社会では存在目的のある施設（駅、バスセンター、郵便局、病院など）が集まって都市が形づくられます。

便利さと効率を優先して整備されるので、そこには人間の思いが実現して便利な都会ができていくのでしょう。都市社会で生活する方が文化・医療・経済活動など、さまざまな面で都合が良くなります。多くの人は都会での生活に一度は憧れます。事実、私が住む大分県でも、郡部の過疎化が進み、都市部に住宅が増えています。

電車や自動車専用道が整備されると移動の予定がより立てやすくなり、人々は自分の手帳に計画した予定に沿って行動し、あたかも、時間すら思い通りになるかのように考えます。街を華やかに、きれいに整備して、汚いものや不快な思いをさせるようなものは覆い隠して、人目につかないようにしていきます。

老いや病気は病院や施設でお世話して、死んでも顔に化粧をして、生きて眠っているかのようにします。老病死などは、都会ではほとんど目にかからないようにしています。経済活動が活発で、お金は大きな力を発揮し、お金があれば何でも思い通りになるかのように思われます。

しかし、銀行で行員にお礼を言われるのは私個人に対してか、私の背後のお金に対してかと、ふと思うことがあります。都市社会で生きる人間は人間性を失い、もの化、部品化していく危険性を併せ持っているのです。

満足な人生

八十歳を超えた先輩医師が数年前の医師会雑誌に、「同年齢の人に話を聞くと過去のことを自慢する人が多い。しかし、自分自身の歩んだ人生を見つめてみると、あのときああしとけば良かった、このときこうしておけば良かったと後悔することが多い。できることならやり直しをしたいと思うこの頃です」という趣旨の真摯な思いを書かれていました。

自分の思い描いた理想の人生と違っていた。思い通りにならなかった。できることなら、やり直しをして満足な人生を歩みたいという思いだと思われます。満足できる幸福な人生を歩みたいというのは、多くの人の思いでしょう。日々の生活はそのための活動です。しかし、「私は私でよかった」と満足できていないのは、どうしてでしょう。努力が足りなかったのか、方法が間違っていたのか、それとも理想が高すぎたのか。

習い事や運動などを二十年、三十年続けると、そこそこのレベルまでは達するということが普通です。だから幸福な人生、満足な人生をめざして数十年生きてきて、目標が達成されてないとすると、目標ないし方法が間違っていたと考えるのが妥当ではないでしょうか。仏教の智慧はそのことを教えてくれています。

私の「心の汚れ」が間違った方向に考えていたり、思慮分別が足りず、達成できないものを目標にしていたためだと仏教は指摘しています。しかし、幸福とか満足という目標が間違っているはずがありません。われわれの考える幸福、満足をもたらすであろうとする目標の内容と、そのための手段、方法のどこかに問題があるのでしょう。

仏の心に触れる

時計で計る機械的な時間の世界では「今」という時間はとらえようがないのです。日々の生活の中での「今」は常に変化し経過していくために、「今」という時は実感しにくいのです。時間をわれわれは見たり触ったりできないからです。その日常性の時間の流れが切断されるのは、感動とか、決心の時です。

「歎異抄」（親鸞聖人の弟子の唯円房の著作といわれる）の第一章に、仏の心に触れて「念仏申《ねんぶつもう》さんとおもひたつこころのおこるとき、すなはち摂取不捨《せっしゅふしゃ》の利益《りやく》にあづけしめたまふなり」(『註釈版聖典』八三一頁)と表現されているところがあります。仏の心に触れて「仏の教えの如く生きていこう」となる具体的な姿が「念仏申さんと思ひたつこころのおこるとき」なのです。

念仏とは、口で仏の名を称えることです。仏の心に触れるとき、自分の愚かさ、小賢しさ、迷いの深さが自覚され自然と頭が下がり(合掌の姿)、愚かな分別を翻して仏の教えに従って生きていこうとする勇気・意欲があらわれます。

草原で寝そべって青空を見上げるとき、圧倒的な広い自然の中でちっぽけな自分に気づきます。それは同時に自分の存在が自然の中で許されてあり、包まれている感覚、世俗社会の人間関係の中で煩わされている小さい存在の私が、非日常の大きな自然界の中で、「そのままあなたで存在が許されているよ、何を小さなことにくよくよしているの、大きな世界のあることを忘れなさんなよ」と呼びかけている声なき声を聞いて、自然に抱擁されて、自然と一体となっているような状態です。

日常の私が、非日常の、質を異にする（日常の延長ではなく、圧倒的に大きい世界）智慧のはたらきを感得する感動や驚きのとき、その一瞬は自分が何かに受け止められた、ほんわりと包み込まれていた、存在が許されていた、おかげさまの世界に既にいたという安堵と歓喜のときでしょう。それは仏の世界（永遠）に出遇い、小賢しさが翻され、とらわれを超えて智慧の視点へと転ぜられて、生きていく勇気へと導かれるのです。

「存在する」だけで

生きることの意味を考えるとき、日常での自分の行動全般を「（人生の）目的」のような位置づけとしているか、それとも将来の目的のための手段・方法・道具であるように考えているかによって、生きることの意味づけが大きく違ってきます。

この世間では生きるためにお金は大切ですから、仕事はお金を稼ぐためだという意味づけが多くなるでしょう。そうすると、お金を稼ぐことが目的になり、仕事は手段・方法になります。自分の行動や仕事を目的の位置で考えるか、手段、方法の位置で取り組むかによって、われわれの心に与える影響は大きな差が出てくるようです。

確かに、現代社会は工業の高度化、複雑化で分業が進み、自分の従事する仕事がときには、全体の動きや流れがわからない部分（部品）を扱う仕事という場合も増えてきています。そのため、自分の従事する仕事の、この社会全体の中で有意義な役割、使命を考えることは難しくなっています。

仏教の智慧（仏智）で見ると、子どもには子どもの役割があり、三十歳では三十歳の役割、六十歳では六十歳、老後には老後の役割があると教えてくれます。

世間の知恵ではものを生産する、お金を稼ぐということに関心が向きやすいのですが、仏智では「存在する」こと自体で果たす仕事、役割、使命があると教えるのです。しかし、煩悩や欲に汚染されたわれわれの眼には「存在している」ということは当たり前と思えて、意味を見いだすのは難しいようです。

仕事をすることが、社会の中で役割があるとか、そのことでよろこんでくれる人がいるというような意味づけを伴わないと、その仕事を継続するということは、本人にとってむなしさにつながる可能性があります。

イキイキの内面

イキイキと生きている人の内面を探ってみると、質的な大きな違いがあることを知らされます。仏教でいうと菩薩と餓鬼の違いに似ています。科学的思考ではそのイキイキの内面の違いはわかりづらいでしょう。なぜならば、表面上は同じようにイキイキ働いている姿を示すことが多いからです。

「内心境《ないしんきょう》に渉《わた》る」というように、内なる思いが外の境涯に関係し交渉を持ってきます。内なる考えが顔色に出たり、態度に出てきたりします。われわれの日々の生活は内なる心のあらわれです。

心の内面に不足・不満の思いがあると、何かを取り込んで満たしたいという欲が起こるのです。小さい子どもが、あれが欲しい、これが欲しいと駄々をこねる状態を餓鬼と言います。われわれが不足不満を何かで満たそうとしているさまが餓鬼と同じなのです。取り込んで満たそうとする行動は見た目には「イキイキ」と働いているように見えるのです。

一方、私という存在が多くのおかげさまによって生かされている、支えられているという事実に智慧の眼で気づかされるとき、その感動によって内面の充実があり、足るを知った者はそのあふれ出るよろこび・感動を周りに伝えずにはおれないという姿を示します。その行動は周りの人々に温かさと安心を与えます。その菩薩のような働きは、見た目に「イキイキ」という姿を示します。

私が四十歳の頃、転勤になり新天地に赴任したときに、仏教の師よりお手紙をいただきました。そこには「あなたがしかるべき所で、しかるべき役を果たすのは、今までお育ていただいたことに対する報恩行ですよ」という趣旨の内容でした。私の心の内面の、いろいろなものを取り込もうという根性のあり方が餓鬼であったということを嫌というほど知らされました。

第四章　仏教が教えてくれること

老病死に出会う

人間以外の多くの生物の老病死の姿は、生命連鎖の中で自然が包み込んで循環されているために、公衆の眼前に出てくることは少ないようです。人間でも都市化された社会環境の中では、老病死の姿は施設などで対応されて、一段と衆目の及ばないものとなり、老病死が考えられなくなっている傾向があります。そのために老病死は困ったもの、私の元気な「生」を脅かすもの、忌み嫌うものになろうとしています。

「仏本行集経《ぶつほんぎょうじっきょう》」という経典には「四門出遊《しもんしゅつゆう》」として老病死に出会うお釈迦さまの話が説かれています。

お釈迦さまは王宮の門から馬車に乗って出たときに、老人に出会います。その老人の姿がリアルに説かれています。

体は真っ黒で、やせ衰え二つに折り曲がって、二本足で歩けないのでつえを突き、二、三歩歩いては倒れる。首の皮は牛の首のように垂れ下がり、髪は薄くなり、歯はまばらに抜けている。いかにも老醜をさらけ出した老人の姿です。

お釈迦さまは「あれは何だ」と御者にたずねます。「あれは、老人というものです」という答えに対して、「老人という人間がいるのか」と問い返します。するど御者から「いや、そうではありません。どんな人間もみんな老人になるのです」と言われて、お釈迦さまは真っ青な顔になって王宮に引きこもったと伝えられています。

そして次に南の門で病人、西の門で死者、北の門で出家者（沙門《しゃもん》）と出会っていくのです。

都市化された管理社会では、この物語にあるような老病死の現実に出会う機会が少なくなり、いざ自分のことになると戸惑うということになってないでしょうか。蜀山人《しょくさんじん》の狂歌に「今までは　他人《ひと》が死ぬとは思ひしが　俺が死ぬとは　こいつアたまらん」があります。

苦の原因

生活の中で、自分の思うようにならないことに出合うと、いらだったり、悩んだりします。外の状況が苦しみや、悩みの原因だと考えて、現状を自分の思いに合うように変えようと努力します。変えることができるならいいのですが、変えることのできないことの方が多いことに気づくでしょう。そして「思い通りにならない」とつい愚痴を言いたくなります。

しかし、考えてみると、私が男に生まれたのも、大分県に生まれたのも、両親の子として生まれたのも、みんな私の思いではなかったのです。仏教では思い通りにならないことを「苦」というのだと教えてくれます。お釈迦さまが「人生苦なり」と言ったことは有名です。

もっと若かった頃は、明るい未来を夢見て、人生は楽しいことがあるよ、面白いことがあるよ、嬉しいこともあるよと、より良いものを追い求めて生きてきたものでした。しかし、これまで人生を生きてみて知らされたことは、笑ったり、泣いたりの喜怒哀楽の人生という実感です。そして気づくことは、思い通りにならない、「人生苦なり」ということです。

私を苦しめ悩ませるのは外の状況、つまり誰かのせいだと言いたいのですが、仏教は苦の原因は外側ではなくてあなたが「思い通りにしたい」とする煩悩が原因ですよと教えているのです。そして外の状況は「縁（条件）」であると教えます。

ある老人ホームに住む、TさんとKさんという双子のご兄弟へのインタビュー記事がそのことを教えてくれます。「ここでの暮らしはどうですか」。Tさんは「こまごまとした決まりがたくさんあって、狭い二人部屋で気兼ねはせんならんし、風呂は二日に一度しか入れてくれないし、いいこと一つもありません」と答え、それに対してKさんは「同じような年寄りが一緒にいてくださるのでちっとも寂しくないし、お風呂も二日に一度入れてもらえるし、しあわせすぎて涙が出ます」と深々と頭を下げた、とありました。

天人五衰《てんにんのごすい》とは

実現の可能性の低い願い事が、苦労の末にかなったよろこびの状態を「有頂天」といいます。新年の神社・仏閣への初詣で、お願いしたことがどれくらいの確率で願い事成就となるのか、確率を調べると面白いと思うのですが、病院機能評価はあるものの、神社仏閣の願い事実現率評価は見たことがありません。

人間の願い事は実現しても、それは一時的な満足で、さらに上をめざすということを避けられず、どこまでいっても継続した満足になるということはなさそうです。心の安定に寄与するというよりは迷いを繰り返すばかりで、不安を解消することにはほど遠いようです。

人間の煩悩を助長する宗教を「動物性を育てる宗教」と言います。人間の願い事の実現した世界を仏教では天界（天上界、いわゆる天国）と言いますが、願いの実現した天界の住人、天人にも無常の道理を免れることはできません。

その衰えるさまを天人五衰《てんにんのごすい》（頭上華萎《ずじょうかい》、腋下汗流《えきかかんりゅう》、衣服垢穢《えふくこうあい》、身体臭穢《しんたいしゅうあい》、不楽本座《ふらくほんざ》）と言います。衰えることによる苦しみは地獄の苦しみの十六倍だと言われています。

「まだ元気で考えることができ、身体が自由に動くからよろこばなくては」と言う高齢の患者さんに、すぐに「そうですね」と返答できない私です。その価値観では迫り来る「老い、病」に直面するとき、愚痴を言わざるを得なくなる事実を目の当たりにしているからです。

願い事の実現できた天人、有頂天の住民も、その後の天人五衰、そしてそれによって起こる苦しみを免れることはできません。天人五衰を私なりに解説します。

頭上華萎《ずじょうかい》

頭上の華がしぼむ。頭にかざった華が萎れていく、黒髪を誇っていた者にも白髪が混じるようになったり、頭髪が弱ったり、抜けたりして薄くなっていくさまを言っています。

人の目を楽しませる切り花も時間がたつと必ず萎れる。盛んなることを誇る者も必ず衰える、その法則を免れることはできないのです。世俗世界での願い事成就は次なる悩みの種になるという迷いの世界を超えないということです。

かつて、わが家の子どもたちが大学生のとき、帰省するたびに髪の毛の色が変わることに戸惑いを覚えたことがあります。若さだけで十分に輝いているのに、もったいないことをすると感じていました。

人が老化していくと、以前だと頭や顔が老化してもすぐあきらめがついていましたが、髪を染めることが簡単にでき、男性でも化粧するようになると、自分の老化の現実をなかなかあきらめられず、いつまでも心が落ち着きません。しかし、不自然なあり方を続けていくと必ず自然なあり方に戻されていく、どこかで化けの皮が剥がされるのです。

マスコミに登場する芸能人や政治家の中で、若く元気に見せるためのご苦労が痛ましく思われることがあります。流れに逆らって頑張るのを「努力」と言い、流れに逆らわずに頑張るのを「精進」と言うそうですが、自分の素肌でない仮面の状態で褒められても、それは本心から嬉しいことにならないでしょう。

外面的な見栄えより内面的な充実、「よい大人に、よい年寄りになろう」と人間的に精進して成熟し、心豊かな人生を歩むことを仏教は教えてくれています。

腋《えき》下《か》汗流《かんりゅう》

腋下に汗が流れる……どう理解するのが素直でしょうか。生物学的解釈を身体の老化現象と合わせて解釈する人もいます。しかし、それなりに社会的、学問的地位を得た人が、年とともに自在に活動していたころに比べ能力に陰りを感じるようになり、同時に自分以上の能力のある後輩や年下の者の出現を目の当たりにして、焦りを感じて腋の下に冷や汗をかくような感情を表現していると、ある師からお聞きしたことがあります。世間的に今をときめく人であっても、必ず出合うであろう現実です。

天人は、人間に比べて全てにおいて優れ非常に長寿ですが、それでも生物としての限界は超えられず、いずれ死を迎えます。天人五衰はその死の前兆であり、老病死に関わる四苦の課題であるとも言えるでしょう。

われわれが有限性（生まれて、生きて、そして死んでいく存在）であるということは、つまり、多くのものによって支えられて、生かされていることを示しています。当たり前と思っていたことが、当たり前でなかった、失われて初めて「有ること難し」と凡人は知らされ、気づいていくのです。

衣《え》服《ふく》垢《こう》穢《あい》

仏教では、天界はまだ迷いの世界だと教えてくれています。天人は迷いの中にいるのですが、その中で世間的には最もめぐまれた生活をしているのかもしれません。しかし、天人が着ている羽衣がいつの間にか塵や垢で汚れ穢れる、すり切れて新品のような張りがなくなる、また私たちの服装でいえば、ときにズボンのファスナーが開いていたりすることなどを衣服垢穢というのでしょう。

住人が居なくなった立派な家が雑草に覆われ次第に寂れていく現実を目の当たりにしますが、そんな感じでしょうか。五衰の姿を他人事として見るのではなく自分のことと重ねあわせて考えることが大事です。

五衰の徴候が現れ、わが身の現実を知った天人は、神通力で自分の未来の姿を見てしまい、深く失望します。自分が今後、ひどくめぐまれない環境に生きることになることを知るからです。そして、天人は失意のさなか、死んでいくのです。

葬儀のときに「天国で安らかにお眠りください」という弔辞を聞くことがあります。キリスト教では問題はないでしょうが、仏教徒だった場合は失礼になるということなのです。亡くなって生身が滅して、煩悩も滅した仏の世界の存在になった人が、また迷いの世界に行くような表現になるからです。仏教では迷いを超える、生死の四苦を超える道を教えてくれているのです。神のいる世界ということで天国というのでしょうが、神道でも天国という表現はされないようです。

身体《しんたい》臭穢《しゅうあい》

身体が汚れて、いまわしい臭気を発するという意味です。口臭、体臭は加齢現象とともに周りの人に不快な思いをさせることがあるようですが、本人は気づきにくいのがやっかいです。臭いの原因については種々の要素が考えられていますが、歯磨きなどをきちんとして物理的に身体を清潔に保つしかありません。

身体的な衰えは世俗的にいかに高貴といわれている人も避けることができません。テレビ等のマスコミも、世間受けをする、美しい、楽しい、明るい、珍しい、輝いているものは表面に出して公開しますが、醜悪なものはできるだけ公開しない傾向にあります。その結果、元気で、若々しく、健康で、明るく、楽しいことが本来の生きている姿と考えていくようになるのです。そうして老病死を受容しにくい社会になろうとしています。

五衰の前兆として小の五衰（小衰相）があると仏教では説かれています。それは「音声は不如意にかすれて、楽しい声が出ない」「身は薄暮のような影に包まれて、体の輝きがなくなる」「水浴後、水が肌に付着するようになる」「まわりの光景に執着し、いつまでもそこを脱け出すことができない」「しきりにまばたきする」です。「小の五衰の生じている間は、死を転ずることも全く不可能ではないが、ひとたび大の五衰が生じた上は、もはや死を避けることができない」と言われています。

不楽本座《ふらくほんざ》

天人というと、仏のはたらきをよろこび、音楽を奏し、花を降らせ、香りを薫じ、瓔珞《ようらく》をなびかせて天空を舞う優雅な姿を想像します。しかし、時間が経過すると、天人でさえ自分の今のめぐまれた場に安住することを楽しまないというのです。

あるゴルフ好きの先輩がハワイでゴルフ三昧の八日間を過ごしたときのことです。その顛末記によると、一日目天国にいると感じる程に楽しみ、二日目、三日目も夢中でゴルフをやりました。四、五日目、他のものに目が移りだし、六日目、全く面白くなく、以後、七、八日目は単に連続ゴルフの記録更新のためにのみ、自分にむち打ちながらプレイをした、と言うのです。

また高校教師を定年退職した知人が感想に、「退職の翌日から自由気ままに、釣りや温泉三昧、寝たいときに寝、食べたいときに食べるという自堕落な暮らしにどっぷりと漬かっていた。ところが半年を過ぎたころから、そんな快適な極楽生活にも陰りが差しはじめた。河口の堤に腰掛けてハゼを釣っている最中にも、何か落ち着けない気分に襲われるようになった。その気持ちは、日を追って深まってきて、ずっと憧れ続けてきた、何物にも束縛されない自由な暮らしも、案外味気なく、むなしいものだと思いはじめた」と書かれていました。

無数無量の快楽を受ける天人でも、この此岸《しがん》（悟りの岸・彼岸に対して迷いの世界・この世を此岸という）に住む以上は五衰が生じるという、仏教の無常の理を表していました。どうも、平凡な人間には天上界の生活は身につかないようです。

無いものは欲しくなる

高校時代、勉強方法を工夫しながら試行錯誤して頑張っていました。その中で、英語の勉強がしたい、そのためには教材が欲しい、それを聞く電気製品も必要、買ってくれと親に頼むも、貧しい中では買ってもらうのは簡単ではない状況がありました。

かなり粘って買うことを認めてもらい、念願の品を買ってもらって嬉しく、当初は利用して勉強しようとしましたが、結果としてほとんど利用しないまま終わりました。親にすまない気持ちが苦い思い出として残りますが、当時は自分でもどうしてそんなことになったたか、自分の気持ちが理解できませんでした。今だったらその気持ちがよく理解でき、身に染みた貴重な経験であったと思うことができます。

無いものは無性に欲しがり、入手すればすぐ熱が冷める、与えられたものはなかなか受け取れずに、かえって文句を言う。そして自分を満足させるものは、外にある事象（ものや状況など）だと思って疑わない。努力して勉強に頑張ろうとしているのに、外の条件（良い勉強部屋がない、通学時間がかかる、勉強の教材が整っていない、やる気を起こそうとすると親がいらんことを言ってやる気をそぐなど）が整わないから頑張れないのだと、あたかも自分は何かの被害者のような意識でいるのです。その揚げ句は「頼みもしないのに、親がかってに産んだ」と悪態をつくのです。

与えられた身体や能力なのに、自分に好都合なことは当たり前だと、お礼も言わずにわがものにする。都合の悪いことは文句を言う。現代人の発想は理知的ですが、表面的な価値判断に小賢しくとらわれて、ものの背後にある意味や心を受け取ることが難しくなっているようです。

私の存在が多くの事物に支えられ、生かされ、願われ、育てられていること、そういうあるがままの全体像がわからないのです。理知分別が煩悩に汚染されているからだと、仏教は指摘しています。

取り越し苦労

かなり前のことだと思われますが、ある僧侶が小豆島から京都に出かけて行くとき、奥さんが何食かの弁当を作ってくれて、それを担いで出発したといいます。

交通機関のまだ不自由な時代で、いろいろ乗り継いで行く途中で弁当を何回も食べながら、食べ尽くして目的地に着いたそうです。担いでいるときは重かったが、食べてしまうと軽くなったと書かれていました。担いでも、食べても、足にかかる重さは変わらないはずなのに、食べてしまうと軽くなるということに教えられることがあります。

課題に取り組むときに、課題を向こう側に置いて眺めるように考えると、重たい。しかし、この課題は私に与えられた仕事だと担うと、思った以上に軽く担える。さらに、これは私を鍛え、成長させ、成熟させるために、いただいた仕事と食べるがごとく受け取ると、重さはさらに軽くなると教えていただいたことがあります。

週末に、職場の悩ましい課題を家に持ち帰って、ああしたら、こうしたらと頭で考えていると心は沈みがちです。月曜日に出勤し、意を決して私の現実と受け取って取り組むしかないと担うと、心の〝居りどころ〟が決まります。課題に取り組みながらいつのまにか昨日悩んだことが少し軽くなっていた、振り返ってみると取り越し苦労していたなと気づかされることは時々経験します。

ある公立病院の院長をしている知人が、「管理者から病院運営や管理のいろいろな注文があり、議員や市民からも種々の苦情が寄せられる。一方では職員からの有形、無形の声が聞こえてきて、板挟みのような状況で対応に苦慮するが、これは私にしか経験できないことだと心を決め、楽しもうとして取り組むと荷が軽くなる」と言うのを聞いて、「先生もさとりに近づいてきましたね」と冗談まじりに話をしたことがありました。

迷惑をかけて生きている

宗教学者のひろさちや氏の「堪忍」についての文章に、「インド人と話をしていたときに、日本人は『他人に迷惑をかけてはいけません』と教えているのだと言ったら、そんな教育があるかと怒っていました。インドでは親は子に、『あなたは他人に迷惑をかけて生きているんですよ。それを許していただいているんです。だから、自分が人さまから迷惑を受けることがあっても、それをしっかりと堪え忍びなさい』と教えているんだと。それが本当の宗教心だろう、と言われました」とありました。

人間には周りの人から「善い人間」だと思われたい、「悪い人間」だと思われたくないという根深い願望があります。そして他人の非には厳しく、自分の非には甘いという傾向がありますから、「悪いことはやめましょう、迷惑をかけることはしないように」と教えられてくると、いつの間にか善人意識の人がどんどん増えて、自分は悪いという意識の人は少なくなります。

善人が増えた社会は、きっと善い社会が実現できると思われます。しかし、善人意識の人が増えた社会はどうなるでしょうか。現代社会は、私を代表として善人意識の人が増えて、多くの人が迷惑を被っている状況であると言えるかもしれません。

自分の常識が社会の常識だ、自分の考えは間違いない、自分は悪いことはしてない、他人に迷惑をかけてない……、そういう自分の心、意識の汚れに自分で気づいていくということは、なかなか難しいことです。

仏教の智慧の光に照らされることが大事なのは、心を洗う智慧への道が一歩一歩実現するからなのです。

主語の「私」

日本語には「大きなものは述語になれない」という原則があると聞いています。主語の位置にあるものは、述語の位置にあるものより大きいということが原則だということです。

ある人が「私は親を大事にしています」と表現すると、主語に当たるその人は体力、財力、能力などで親よりも力がある、大きいということだろうとうなずけます。

もし、親の庇護下にあったり、親に迷惑ばかりかけている者が「私は親を大事にしています」と言うのを聞くと、「何を言っているの、あなたは親に迷惑ばかりかけているじゃないの」と言いたくなります。

ある高齢者が「私は仏さまを大事にしています」と言うのを聞いたことがあります。悪気があってそう言ったのではないのでしょう。ですが、その言葉からわかることは、主語の「私は」は仏さまよりも大きいか、等しいという前提が、本人は意識してないでしょうけれど、あるということです。

すなわち、仏を大事にするだけの種々の力があるということです。力がないことを自覚する者だと「仏さまを大事にしています」ということは、嘘になるということが本音で敏感にわかるから、そういう表現をしないのです。

普段なんとなく使う言葉には、使う人の本音が背後に潜んでいるのです。どういう本音なのでしょうか。仏さまは私が大事にできる範囲の中にあるということです。仏の徳を無量光（智慧）、無量寿（慈悲、いのち）で表しますが、無量ということは量が無いのではなく、量《はか》ることを超えたということを表現しているのです。

仏は私たち（自分）を超えた存在です。自分を超えたものを私たちはわかることができるでしょうか。

自分を超えたもの

通院している患者さんで、仏教がなかなかわからない、と言う人がいます。その人は、「毎日仏壇にお経をあげています」「私は神や仏を敬う気持ち、信仰心はあるのですよ」と言われるのです。

多くの自称〝常識人〟から、同じ趣旨の発言をこれまでたびたび聞いてきました。現代の日本の憲法や法律では、個人の宗教を尊重するとうたわれていますが、一方で特定の宗教教育を公教育でしてはならない、と決めており、普遍的な宗教にも接点が少ないままの状況で成人することになります。そのために多くの日本人は宗教についての素養が未熟なままであったり、「宗教なしで生きていける」と豪語する人が多いようです。

宗教に関心があっても、自分のイメージした誤った宗教観をもって、何か自分を超えたもの、偉大なものを尊重する、という自分の気持ちを宗教心と考えて、「私には信仰心があります」と言い、自分の考えは「間違いない」と主張して、その思い（我見）にとらわれる傾向があります。普遍性のある宗教は自分の内なるとらわれからも解放されることを教えて、自由自在に生きるように導いてくれるものです。大きなものに触れたものは必ず頭が下がり謙虚な姿勢をとるのです。

普遍性のある宗教に触れることのないまま成人した人は現代教育の申し子の如く、科学的合理思考を基本の思考方法として生きるようになります。そして宗教に対して無知で、ときには種々の偽りの宗教（人を自由にするのではなく、とらわれの身にする宗教）に惑わされ、振り回され、迷いを繰り返すようになっていきます。

水が自在に流れている

自然現象は、依然としてまだ人知の及ばない領域です。天気がよくて雨が降らないと、植物を育てている者には、雨が待ち遠しいものです。雨が少なければ井戸か水道の水をまくしかありません。砂地に水をまくのはかなりの水量が必要になります。ですから一雨あるとほっとします。自然の偉大さを痛感します。自然現象のダイナミックな大きさに比べると、人間の日々の営みは小さなものです。

その降り注いだ水も、地球上では高い所から低い所へ流れるのが自然です。山岳地帯に降った雨の多くは小川となり、支流から、大きな河となって海に流れ込みます。

京都女子大学の創設者、甲斐和里子《かいわりこ》さんの歌に「岩もあり、木の根もあれど、さらさらと、ただささらさらと水の流るる」があります。岩や木があってもなお、さらさらと水が流れる。自然の法則に沿って、高い所から低い所へ、障害物があっても水が自在に流れているさまを仏教の智慧の世界と重ねながら詠まれていると思われます。

日常生活での行動や日々の人間関係を、われわれの小賢しさで小細工するとします。それが不自然であったり非本来的な行動であったりすると、その小賢しさに自分を振り回されたり、周囲との摩擦や軋みが現れたりするでしょう。

大局的にそれを俯瞰《ふかん》してみると、「自然のありよう」のような何か大きな力で、「不自然さ」や「非本来性な行動」が「本来的なあり方」に戻される〝はたらき〟があるように思われます。それは人間の小賢しさを超えたものと表現せざるを得ません。そのはたらきを人格的に表現したものが、仏さまとか阿弥陀さまなのでしょう。

死ぬ覚悟

仏教の学びをするようになって二十年ぐらいたったとき、大学の哲学の教授から「ソクラテスは死を恐れてなかったのですよ」という言葉を聞いて「えっ！そんなことあるのか」とびっくりした記憶があります。

ソクラテスは哲学の柱の一つの倫理学（「人間はいかに生きるべきか」「どのように生きていったらいいのか」を考える学問）をはじめた人で、哲学界の巨星であると言われています。自身は著作を残さなかったので、弟子のプラトンなどの著作によって知られています。ソクラテスは七十歳になろうとする頃（紀元前三九九）「ギリシャの神々を冒涜し、若者たちを誤った方向に導いた」ということで権力者の反感を買って、裁判にかけられました。裁判では自説を堂々と述べ、自説を曲げたり自分の行為を反省したりすることを決してせず、結果的に死刑判決を受けます。

死刑判決後、弟子たちが逃亡、亡命を勧めましたが拒否しました。牢の番人も逃げられるように鉄格子の鍵を開けていましたが、自分自身の知への愛と「単に生きるだけでなく、よく生きる」ことの意志を貫きます。脱獄、亡命というアテネの法に対して不正をするよりは死を恐れずに殉ずる道を選んで、潔く毒杯をあおり、アテネを愛しながら死んでいったと伝えられています。

死ぬ覚悟が本音でできるというのは、よほどの人でないかぎり、不可能なことだろうと私は思っていました。死ぬ覚悟というのは宗教的にいうと妄信のような現象だろうと思っていました。なぜなら、私自身がそう簡単に死ぬ気になれないからです。今後しばらく老病死の受容を考えていくことが私の課題です。

絶体絶命

今、ネズミが猫に食われそうで絶体絶命だとします。このとき、ネズミが救われるというのはどういうことでしょうか。神さま、仏さまに祈ると、神や仏が現れて、その猫をやっつけてくれる、そしてネズミのいのちが助かった……。つまりスーパーマン的な何かが来て、自分の問題を片付けてくれるようなことを救いと思いがちですが、それが本当の救いでしょうか。

仏教における救いとは何か。ネズミが猫にぶつかった、そして絶体絶命。そのときに、神さま助けて、仏さま助けてではなく、「これが、私の受け取るべき現実である、南無阿弥陀仏」といって、ネズミが猫に食われていく、それが救いなのです。

なに、それでは一つも助かってないじゃないかって？　いいえ、それが助かっているのです。

みんな、嫌だ、嫌だと言いながら食われていくのです。どうしてこんなことになったんだろう。私だけがどうして猫に食われていくのか。ぶつぶつ愚痴を言って、結局は食われていきます。

「そんなの救いではない」と言われるかもしれませんが、大変な救いなのです。猫とネズミはたとえであって、われわれ人間は猫の代わりに、病気、災害、地震、倒産、老い、死、いろいろなものから噛みつかれるのです。それを背負っていくというか、それをものともせずに生き切り、死んでいく、生死の迷いを超えるところが宗教的な救いです。

物質的な豊かさ

現実の生活で、人々の悩みの大半はお金がらみです。お金に不自由しなければ、ほとんどの悩みは解決するだろうと思っています。

都市社会では特に、生活のすべての領域でお金なしでは動きがとれないという現実があります。お金さえあれば、幸せになれると考えるのも無理はありません。しかし、ある資産家が「貧乏人にはお金持ちの苦労がわからない」と言ったということを聞いたことがあります。金の不自由さに苦しんでいる者は「一度でいいから、お金持ちの苦労を味わってみたい」と夢見るのです。

私の学生時代、「宗教は確かに人間の苦しみを軽くするかもしれないが、人間の不満を覆い隠し、社会の矛盾から目をそらし、物事の本質を見誤らせるアヘンである」と聞かされたことがあります。また、「本当に人間を救うのは経済の課題で、富を平等に分配していくことで人間は救われる、経済的な要素こそが人間の幸せや満足度に大きな影響を及ぼすのだ」という主張がなされていました。国民が平等に物質的に潤っていくことで、確かに人々の不満は少なくなるでしょう。

現象的には、現在の日本は物質的な豊かさがそこそこ実現されています。しかし、高齢者の多くが「年をとっても、何もいいことがない」と愚痴をこぼしているのは、なぜでしょうか。

第五章　今を生きる

今、今日、ここしかない

いまだに原因も治療法も確立してない病気があります。そんな難病にかかった人と本多正昭先生（産業医科大名誉教授、哲学）との対話の記録があります。

患者さんは人工呼吸器を装着しての寝たきりの生活ですが、「どうして器械をつけたのか」「そのままで死なせてくれればよかったのに」とか、いろいろ悪態をついて、医師、看護師、そして家族との関係がうまくいかず、医療関係者だけでは対応が困難になり、仏教にも造詣の深いキリスト教者の本多先生が相談を受けられたのです。

患者さん（仏教徒）は神経系の難病ではありますが、意識は全くの正常です。文字板を使っての対話でしたから、幸い記録が残っているのです。

患者さんは治療法のない病気だと知らされ、死と直面しながら一人で苦悶していましたが、先生との対話の中で、導かれ、目覚めて精神的に死を超えていく様子が示されています。その中で死は「取り越し苦労」のようなものであると気づいていくのです。

私たちは確かに、他人の死は見たり聞いたりしますが、自分の死は誰も経験していません。誰もこの世の人は、主観的には「死」を知らないのです。そして生きている間は絶対死なないのです。

仏教の智慧は、今日、明日と区別せず、現前の事実「今」、「今日」を大切にします。「今、今日」を全身で受けとめると、生きていること、生かされていること、支えられていることの全体像に眼が開き、摂取不捨《せっしゅふしゃ》（阿弥陀仏の智慧が念仏の衆生を摂取して捨てないこと）されていることに感動するのです。

仏教が「今、今日、ここしかない」と強調するのは、「明日」のことや、未来のことを取り越して心配して振り回されている私に「目の前の事実を大きく眼を開けて見なさい」と警告しているのです。

大きな智慧の世界に目覚めると、お釈迦さまの言葉を記した原始仏典、『法句経《ほっくきょう》』の言葉「人もし生くること、百年ならんとも、不死の道を、見ることなくば、この不滅の、道を見る人の、一日生くるにも、およばざるなり」（人生百年生きたとしても、死の恐怖を超える道を見ることができなかったら、道を見つけられた人の一日にも及ばないということである）にうなずき、生死を超えさせてもらうのです。

自然の賑わい

山に行くと、芽吹いた小さく幼い木、細いけど伸びてきた若木、しっかりと葉を茂らせ花を咲かせる木、大木だが苔むした老木、風雨に倒された倒木、枯れてきのこがいっぱい出ている倒木、朽ちて土に帰っていこうとする古木など、木のいろんな状態が歩きながら眼に入ってきます。

一年を通しても新緑、開花、濃い緑、そして紅葉、落葉とさまざまです。以前は強い台風による倒木だろうと考えていましたが、台風のためだけではなかったのです。自然の木々は、本来の自然の生老病死の姿を見せてくれていることに気づいてきました。まさに自然の中には、生老病死の姿が混在してあるのです。

人間の社会はどうでしょう。都会の華やかな繁華街には、明るさ、華やかさ、若さが満ちあふれ、老病死は見えなくなっているのではないでしょうか。表面的な明るさ、華やかさに振り回されて、若さを誇っている間に、人間としての成熟・内面的な豊かさを培《つちか》うことを忘れがちになっているのが現代社会でしょう。

論語では五十歳でこの世での仕事、使命を知る。六十歳で世の中のことがよりよくわかるようになってくる。七十歳でとらわれを超えて自由自在に生きるようになる、と書かれています。まさに成熟のモデルと言えるものです。確かに身体的には老化は避けられません、しかし、内面的精神の世界は年とともに円熟、成熟していく道があるのです。仏の智慧の光で照らし育てられ、ついに自我の殻が照らし破られる。生老病死の四苦を超える道が教えられているのです。

不満や不幸の種

がんなどの患者を支援する緩和ケア病棟で働いた医師が言うには、どんなに心を尽くして看病しても、どうしてもしあわせに死ねない人がいるそうです。その人たちには共通の問題点があるようです。

それは「不満や不幸の種を見つけることがとても上手」だということです。「どんなに素晴らしい環境、状況が周りに用意されても、必ず不満や心配や不幸の種を見つけ出しては、そればかりに心を集中してしまう。周りの人たちがどんなに、そうした問題の種を取り除いたり、気持ちをそらそうと手助けしたりしても、問題にしがみつくのだ。そして心の中の不幸を手放そうとしないのである」ということだそうです。

私たちは幸福になるために、幸福の条件を多く集めようとしているのですが、どんなに努力しても一〇〇パーセント満足ということはないのです。私たちの目は、完璧であることにとらわれると、そうでない状況を探し出すことに敏感になります。これを分別の目というのですが、智慧のないことを示しています。たとえば一万円札があったとして、それが本物か偽物かをはっきりさせる場合、偽物の証明は本物との比較で一カ所でも本物でない点を指摘すれば、偽物という証明になるのです。しかし本物という証明は数十カ所同じということを指摘しても十分ということにはなりません。

本物という完全な証明は、大変だということがわかるでしょう。幸福の条件をいくら集めても「これで十分だ」ということはないと思われます。「私は生かされている、支えられている」、そんな見えない世界を感じる心があれば、そんなにたくさん集めなくても、しあわせに生きることはできるのです。

仏さまの智慧がないと、不足、不満、不安を生きるしかありません。

希望の明かり

不幸を手放そうとしない（幸せに死ねない）タイプとは対照的な人もいます。それは、どんなときでも常にしあわせでいられる人たちです。

彼らはどんな絶望的な状況の中にあっても、ほんのわずかに、きらりと光っている希望の明かりを探し出すことができる人です。たとえ重い病気にかかって死の間際にあっても、病気や死の中に眠っている希望の種を見つけ出し、しあわせに死んで往かれるそうです。

ある医師は、「しあわせに死ぬための究極の方法は、どんな逆境や絶望のふちにあっても、心の中にしあわせな気持ちや穏やかな心を保っていられるだけの力を身につけることです。私は何千人もの人生、そして死と向き合う中で、こう教わったような気がする」と述べています。

世間的な善悪、損得、勝ち負けの物差しを持って分別をしっかり働かせなければ生きていけない厳しい世間の現実はありますが、その思考の延長線上では老病死の現実を乗り越えるすべはなく、幸せに死ねないグループに入りそうです。

仏教の智慧の世界を知らされるとき、世間的な分別の狭小さ、有限性を自覚させられます。そして自分の見る目、考え方は間違いないと思っていることのとらわれの愚かさにびっくりし、目覚めさせる大きな世界に触れ、ほっと安堵するのです。

智慧の眼をいただく人は「すべては私が受け取るべき現実、私が取り組むべき、背負うべき現実である」と受容して、「私が必要なものではなく、私に必要なものが与えられていた」と目覚め、とらわれから解放されて「出遇うべきものに出遇った」との充足の言葉を残して生きていかれました。

それは結果として私になりきる完全燃焼への道（人間としての成熟の道）だったのです。

自我意識

生まれてすぐの赤ん坊は心が煩悩に汚れてなく、奔放に体全体の感情を素直に表白します。その表情の背後の心は無垢で裏がありませんから、頑固なおじいちゃんでも赤ん坊の笑顔に巻き込まれると、ほほ笑まざるを得ないでしょう。

無垢な笑顔に触れる者は共鳴するかの如くほほ笑み、心も知らず知らずのうちに温かくなります。心の純粋さは必ず輝き、周囲に働きかけ、周りの人をやさしい心に、そして幸せな気持ちにするのです。

そんな赤ん坊が成長して、反抗期を経ながら、現代教育を受けて小賢しくなります。中・高校生の小賢しさに接するとき、いや私自身の高校生の頃の心情を思い出すとき、そこには全くと言っていいほど心の純粋さはなく、幼稚な部分はあったけれど心は煩悩にどっぷりと汚染されていました。

世間的に、表面的には美辞麗句で、「清く、正しく、美しく生きる」ときれいに飾っても、本音では損をしないように、ちょっとでも得になることを積み重ねて、社会的、経済的、物質的な優位性を確保できるような能力を高めて、何としても勝ち組に入らなければと煩悩まみれの自我意識は考えていくのです。

自我意識は自分より上の者を見るとうらやましくなり、心は揺れ動き、劣等感、敗北感にさいなまれ、うつの気分で落ち込みます。下の者を見ると内心ほくそ笑んで、優越感で傲慢になります。本来ならば比べる必要が全くないはずなのに、心の汚れ（慢＝比べる性質を持っている）は、自分勝手な物差しを使って見比べて、自分で自分をみじめな心貧しい状態に落としめていくのです。その自分の思いには、なぜか知らないが自信をもっているのです（我見）。

これらの心の汚れを洗って満足の世界に導くのが仏教です。どうしたら心の汚れを洗濯することができるのでしょうか。

我慢する

普通、私たちは忍耐強く辛抱することを「我慢する」といいます。その我慢はもともと仏教語で、自分（我）に強く執着することから起こる慢心をいいます。驕り、高慢、自惚れと似た意味で、心の汚れの一種です。

自我意識が強くなって「我」を主張しはじめることを、「我を張る」とか「強情」といいます。我を張っている人の生きざまは、別の角度から見ると「やせ我慢」や「カラ元気」というように痛ましく見えたりします。人に自分の弱みを見せたくない心が、無理をして表面を飾って体面を保とうと我を張っているということです。

その姿が耐えて忍ぶ姿に見えることから、耐え忍ぶことを我慢するというようになったわけです。我慢して頑張ることもときには必要ですが、長く続くと体にはよくありません。そのきしみが何らかの身体症状として現れることがあります。

しかし、仏の心に触れて触発された人はイキイキする元気を身につけ、喜んで苦労を背負って輝いて生きていかれます。お経には「青色は青色に、黄色は黄色に……」と表現されています。

自然の花が美しいのは他と比べないで精いっぱい、花の本領を発揮しているからだと思われます。私が住む大分県のくじゅう連山の平治岳《へいじだけ》に自生するミヤマキリシマは梅雨の前の時季に登山すると自然そのものの素晴らしい花園を山頂付近一面に出現させています。人工の花園では到底及ばない荘厳さです。

また、若い人を見ると、変に化粧をしなくても清潔な若さだけで十二分に輝いているのにと思うことがよくあります。

仏教ではあるがままをあるがままに受け取り、存在の満足、自体満足の世界に導かれると教えられています。心の汚れが清浄になり、比較なしにその人らしくおのずと輝く世界を生きることになるからです。

生き切る

普通、われわれは「私が生まれるに先だって宇宙世界があった。その中の地球に、たまたま生まれてきた。そして、何十年か生活して、やがて死んでいく。死んでいくときは私一人である。私が死んでもその後、依然として世界は存続し続け、残された人の生活はそのまま続けられていくだろう」と考えています。

時代や地域や親を選んで生まれてきたのではありません。気づいてみたら、この国、この地域、この時代、この家庭環境の中に生まれていたのです。生きていく上で、死ぬのは本能的に嫌です、死ぬ気がなければ生きていくしかありません。

生きる以上は快適に、自分の思いを大切にして生きたいと考えます。死というものはできるだけ避けたいのですが、病気をしたり、高齢になると死と直面せざるを得ません。そうなると最後には、「これが運命だ」「あきらめるしかない」となりがちです。

そんな発想には「人間に生まれてよかった。生きてきてよかった。死んでいくこともおまかせしています」という仏教の視点は全くありません。「仏教なんかなくても生きていける。自分の主体性で、自分なりの人生を生きていける」と豪語するかの如くです。

しかし、私の理性、知性は最後には運命に主体性を譲り渡さざるを得ないのです。そこで〝生き切る〟という仏教の発想を持ち得なければ、敗北論者、悲観論者になっていくのです。世間では、文化・文明の発達した今の時代に、今さら神や仏はないと考える人もいますが、仏教抜きの科学的合理的思考の延長線上に成功体験（現代の日本の繁栄）があるために、その思考の問題性に気づきにくいのです。

いかに文化・文明が発達しようと、人間の歩みは皆、ゼロからはじまるのです。われわれの人生はやり直しのできない初体験の一回を皆、生きているのです。それ故に先人の歩みや仏教に学ぶことが大切だと思います。

「死」がなくなる

家庭や職場や公の場の中に「死」がなくなろうとしています。ある僧侶が毎年、敬老の日にお年寄りを招いて保育園で敬老会をするのだそうです。そのときに必ず次のような話をするそうです。

「みんな今日は大好きなおじいちゃんやおばあちゃんと一緒で嬉しいね。敬老会とはね、おじいちゃんおばあちゃん、長い間ご苦労さまありがとう、ということです。おじいちゃん、おばあちゃんは、もうすぐ死ぬんです。お別れしなくてはなりません。だから大切にしてください。でもこれはおじいちゃんおばあちゃんだけではありませんよ。皆さんだって、いつ死ぬか、急にお別れをするかわかりません。だからいのちを大切にしましょうね」

おじいちゃんおばあちゃんを前にして、「もうすぐ死ぬんです。お別れしなくてはなりません」というと、お母さん方が目尻をつり上げて、さあ大変……という雰囲気になるのですが、子どもたちは普通に聞いていてくれて、わかり過ぎるほどにわかってくれる反応を示すのだそうです。私たちが、いかに「老病死」をないこととして生きているかを思い知らされるエピソードです。

現代人は、使って良い言葉、使ってはいけない表現を無意識のうちに選び、使い分けているのです。言葉が使われないということは、その言葉の持つ意味や考え方もなくなるということです。つまり「死」がないのです。「老」も「病」もないかの如くです。人間は死なないのでしょうか。老いもせず、病気にもかからないのでしょうか。

ある講演録に「人間、一番確かなことは年を取るということです。年を取るということを辞書で調べると、年とは『実り』とあります。『ああ年を取っちゃった』ではなく、『また今年も実りを手にすることができた。なんとうれしいこと』ととらえると人生がぜんぜん違いますよ」という文章がありました。

一日の誕生と終わり

物事を「知る」ということについて、仏教では身体全体で知ること、感得することを大事にします。例えば、焼け火箸は〝熱い〟ということは頭でわかっていますが、本当の熱さはわかりません。焼け火箸に触って〝アチィ〟と身体全体で感得したとき、本当に「知る」のです。

いろいろな経験を積んでも、知識として頭では知っていたけれど、身体全体で納得できてなかった、と思うことを時々経験するのではないでしょうか。人生経験を積むと、老いること、病むことは時々身体全体で経験することがありますが、「死」だけは生きている間には経験することはありません。しかし、死に近い経験で、多くの人に共通していることは、夜、眠ることではないでしょうか。

解剖学者の養老猛司先生は、夜に眠ることで、毎日意識の死を経験していると言っています。百歳を超えた詩人のまどみちおさんは朝と夜があるということは、一日の誕生と終わり（死）に似ている、と言います。地球の自転公転で昼夜が繰り返されているのは、生まれれば、やがて死ぬのだということを受けとめる練習として、自然がわれわれに与えてくれている現象と受け取ってもよいのではないだろうか——と詩「れんしゅう」で教えてくれています。

私も毎朝、目が覚めたとき、「今日のいのちをいただいた。南無阿弥陀仏」と一日の出発とし、夜、布団の中で休むときに、「今日の私はこれで死ぬんだ。南無阿弥陀仏」と〝死ぬ練習〟をしています。

医療・介護・福祉の現場で老病死の受容が難しくなっている現代という時代性を考えると、〝死ぬ練習〟を毎日実験することをお勧めしたいと思います。

これからが、これまでを決める

がんの病状が進み、死が近い状態になっても、頭はしっかりしていることがあります。身体的痛みの緩和ができている状態では、生きる意味や死への不安にまつわる訴えが出てきますが、医師にはそれらの訴えに対応することは難しいでしょう。

必然的にそれ以上患者の心に寄り添うことは難しくなります。それは「死んでしまえばおしまい」「命あっての物種」という価値観を多くの医師は生きているからです。

知人の僧侶が「仏教はそういう状態であっても『人生を味わい直す機会がある』という心持ちで対応することができるのです」と教えてくれました。

仏教の言葉に、「これからが、これまでを決める」というのがあります。これまでの過去の出来事はもう変えることはできません。その過去の事象を私の分別で見ていくと良かったり、悪かったりといろいろあります。しかし、現実の死に直面した時点から、私の思い（分別）で見直すと、輝いたり、良かった過去でも色あせていくのでしょう。

高齢の患者が発する言葉に「年を取って何もいいことはない」という愚痴が何と多いことでしょうか。病院に縁のない間は良かったのでしょう。しかし、老病死に直面している自分の現実を見つめた時、いろいろと後悔や未練に思われる事柄が思い出されるとするならば、それらは思うようにならなかった人生の悔しさ、恨みなど愚痴の種になるしかないのでしょう。

しかし、仏教の智慧に照らされると、愚痴の種であったものが見直されて貴重な意味のあることに気づく、ご縁としての出来事であったと受け取れる変化が起こるというのです。それを「転悪成善《てんあくじょうぜん》」という言葉で表現しています。

分別を百八十度転換させられる仏の世界に出遇うと、感動と同時に考え方の見直しの転回が起こるのです。過去の失敗、人に言えないようなこと、怒り、腹立ちなどが仏教の智慧に照らされると、見直されてくるのです。

あのつらかったことも仏教の目覚め、救いの世界に出遇うための貴重なご縁であった、あの悲しいことが、あの不幸な出来事がなければ、仏法に出遇えなかったと大きな転回が起こるのです。

あるがまま

われわれの自我意識が考える「救い」と、仏教の「救い」とは質の違いがあるのです。自我の救いは、差し迫った現実の中で、困ったこと、都合の悪いこと、苦悩から逃れ、救われることを「救い」と考えます。ですから救いは自分の努力や精進に影響されますが、何となく運次第ということになります。それだから皆が苦労しているのです。

例えば健診で便の潜血が陽性であったために、内視鏡検査をして大腸がんと診断されたとします。自覚症状はないのにがんと言われて戸惑います。「困ったなあ」「何で私ががんに」といろいろ苦しみ悩みます。医療ではその苦悩を救うために外科手術をしたとします。手術がうまくいって退院というときには主治医に「いのちを救ってくれてありがとうございました」と感謝するでしょう。

がんは確かに治癒したとしても、必ず将来、老病死は迫ってきます。人生全体を見通すとき、誰も老病死を逃れることはできません。仏教は、あなたが老いによってしぼみ、病によって傷つき、死によって滅びる生命を生きているから苦悩するのですよと教えてくれます。仏教は、老いによってしぼまない、病によって傷つかない、死によって滅びないいのち（無量寿）を生きることが大事なのですよと、われわれの目を覚まさせるのです。

法話を聞いて仏の智慧をいただき目覚めるとき、私の視点は未来の死を心配するとり越し苦労ではなく、今、ここに生かされていることの「あること難し」に感動して、生かされていることに完全燃焼しよう、与えられた役割を精いっぱい果たして生きていこうとなります。自分の足元を、あるがままをあるがままに見つめ、生かされていることで果たす使命を生きる者に導くのが仏の智慧の眼です。

その結果、いかなる状況に直面しても、仏さまにおまかせ（智慧をいただいて）して、未練なく生ききるように導かれるのです。未練は小賢しく「善悪」「損得」「勝ち負け」に振り回されて完全燃焼できない者の感性です。

分別

仏教でよく使われる「分別《ふんべつ》」という言葉の意味をよくわかるように説明してほしいという声を聞きました。辞書には「道理をよくわきまえていること。また、物事の善悪・損得などをよく考えること」とあり、言葉の用例として、「分別盛り」「いろいろと経験を積んで知識もあり、世の中の道理がよくわかっている年ごろ。また、そのさまや、その人」と説明しています。世間の常識的には良い意味で使われています。

「宇宙」とか「この世」というのは全体を示す言葉です。そこで生活する人間が外界を認識するとき、自分という認識は、自分と自分以外のものとを分けます。分けて考える思考を分別というのです。人体の皮膚を境界として分けて、皮膚の内側を自分とし、皮膚の外側を自分以外のものと見るのです。

このように分けて認識する思考方法が分別です。多くの知識を持ち、人生経験を積み、道理をわきまえて常識的な判断のできる人は分別のある人と世間では尊重されます。

しかし、仏教ではこの分別に問題ありと指摘します。仏教の智慧は、われわれの思考様式の内実を見透かして問題点を教えてくれるのです。普段、私の思考の分別は、見る「私」と見られる「対象のもの」を別々のものであると考えます。これを対象化といいます。

仏教はこの対象化を、人間の迷いのもとと指摘するのです。それは見る「私」や見られる「もの」は別々に独立してあるのではなく、宇宙中の存在は時間的空間的に関連性を持って存在しており、同時に諸行無常というように常に変化するあり方をしているというのです。

そのために、見る「私」も、見られる「もの」も別々に存在するのではなく関係性を持つ存在として、あるがままをあるがままに見ることが仏の智慧の正しい見方であると教えるのです。

われわれの日常や医療の基礎思考は、仏教が「迷いの見方」だとする客観性を尊重したものの見方を基盤にしているように思います。

しあわせを求めて

私たちは生きることを考えるとき、「しあわせ」になりたいと思っています。「しあわせ」とは、辞書で見てみると「仕合わせ」と出ています。私は「幸せ」に慣れていたのでビックリしました。「幸せ」とはあて字で、正しい日本語ではないそうです。しかし、最近これを使う人が増えたので認めるようになりつつある、ということを知りました。

「幸せ」とか「幸」は「海の幸」、「山の幸」というように、本来は「めぐみ」「恩寵」の意味だといいます。「幸」の漢字の意味は「若死にをまぬがれることの幸い」

ということが辞書に出ています。「生きる」ことを考えるとき、人間として生まれたこと、今、ここに生きていることを当たり前のこととして、その上で「しあわせ」の条件を考えて、しあわせのためのプラス条件を集めてしあわせになろうと生きています。

そうすると、しあわせかどうかは外の状況、プラス条件の集まり具合によることになります。集まり具合の順調なときは、一時的に満足感はあるものの、すぐにそれが当たり前となり、そこに満足せずに、さらに上を追求したり、次なる関心事へと心が移ります。逆境のときは思うようにならない現実に苦悩して、愚痴を言ったり、怒ったりしながら、さらに努力して思いが成就するように追い求めます。順境、逆境のどちらにあっても現状に安んずることができず、より良いものを求めていくのです。

そのような心の内面は「追い求めずにはおれない」というところに、今の自分のあり方に不足・不満があることを示しているのです。現代社会の人間観は人間の存在を肯定する人間中心主義を生み出し、人間の理性・知性の自我の心を善と考えて、心の深層の無明性（仏の智慧のないさま）や煩悩の愚かさに気づかない傲慢さに陥ったのではないでしょうか。

「幸」は本来「めぐみ」なのに、「足る」をしらない近代自我の心は「めぐみ」を「めぐみ」と受け取れないのです。

生きる意味

「仕合わせ」の「仕」は辞書には、「仕」とは官職につくとか、目上の人の用をたす、ある人につかえること、家来になる、とあります。それで思い付くのが論語の「五十歳にして天命を知る」です。この世に生を受け、私に期待されている仕事、使命を自覚することをさします。

医療の分野における健康の定義で四番目の要素であるスピリチュアルな面が加わろうとしていますが、その中に人間として生まれて生きる意味、生きることで果たす仕事、使命に目覚めることが人間としての健全性を示すと言われています。この世での私の仕事、果たすべき使命に目覚めて生きる方向性が定まることは、私が救われるということに関係します。そんなことを示唆する詩があります。

「生」　杉本平一

ものを取りに入って　何を取りに来たか忘れて戻ることがある　戻る途中でハタと思い出すことがあるが　その時は素晴らしい　身体が先にこの世に出てきてしまったのである　その用事は何であったのか　いつの日か思い当たることのある人は　幸福である　思い出せぬまま　僕はすごすごあの世に戻る

この世での仕事、それは金を稼ぐとか、ものを生産するとか、対外的で能動的なことだけではなく、その人に与えられた環境の中で、その人なりに輝いて生きていくことなのです。

ときには存在することだけでも意味を持ち、他への働きかけを展開することがあります。清沢満之は「天命に安んじて　人事を尽くす」と言いました。与えられた境遇を肯定的に受け取り、無心に全力で取り組むのです。自分の仕事・使命を自覚する者は完全燃焼して必ず輝くのです。それが「仕合わせ」に通じていくのです。

■著者紹介

田畑　正久（たばた　まさひさ）

一九四九年、大分県生まれ。医学博士、龍谷大学客員教授、大分大学非常勤講師。一九七三年九州大学卒業。外科の道に進む。九州大学病院、国立中津病院で勤務。東国東広域国保総合病院（現・国東市民病院）、同病院長を十年間務め勇退、現在佐藤第二病院（大分県宇佐市）院長。日本外科学会専門医、指導医、飯田女子短期大学客員教授（二〇〇四〜二〇〇九年）、龍谷大学大学院教授（二〇〇九〜二〇一九年）を歴任。一九九〇年頃より、大分県内を中心に毎月「歎異抄に聞く会」を開催。ビハーラ活動、「医療と仏教の協力関係」構築に取り組んでいる。大分県円徳寺門徒。

〈著　書〉

『医療文化と仏教文化』（本願寺出版社）、『今を輝いて生きるために』（樹心社）、『医者の目、仏のこころ』（法蔵館）、『ビハーラ医療団―学びと実践―』（共著／自照社出版）、『大往生できる人　できない人』（三笠書房）他。

本書は大分合同新聞「今を生きる」（平成十六年五月十六日号〜平成二十六年六月十六日号掲載分）の内容に加筆修正したものです。

医者が仏教に出遇ったら

二〇一六年八月一日　第一刷発行
二〇二〇年八月十日　第三刷発行

著者　田畑正久

発行　本願寺出版社
〒六〇〇-八五〇一
京都市下京区堀川通花屋町下ル
浄土真宗本願寺派（西本願寺）
電　話　〇七五-三七一-四一七一
ＦＡＸ　〇七五-三四一-七七五三
http://hongwanji-shuppan.com/

印刷　株式会社　図書印刷　同朋舎

SBN978-4-89416-046-0 C0015
BD21-SH3-①80-02